消化系统常见病中西医护理技术

主　编　刘　芳　王忠琼

副主编　陈丽丽　胡晓丽　吴宇超　艾　莉　王宣丽

编　委　刘佳丽　肖　利　胡欣竹　康　诚　袁小玲
　　　　斯　薇　张　杨　王若兰　陈　宇

U0294891

人民卫生出版社

图书在版编目（CIP）数据

消化系统常见病中西医护理技术 / 刘芳，王忠琼主编 . —北京：
人民卫生出版社，2018

ISBN 978-7-117-26845-5

Ⅰ. ①消…　Ⅱ. ①刘…　②王…　Ⅲ. ①消化系统疾病 - 常见病 -
中西医结合 - 护理　Ⅳ. ①R473. 57

中国版本图书馆 CIP 数据核字（2018）第 115544 号

人卫智网	www.ipmph.com	医学教育、学术、考试、健康、
		购书智慧智能综合服务平台
人卫官网	www.pmph.com	人卫官方资讯发布平台

消化系统常见病中西医护理技术

主　　编：刘　芳　王忠琼
出版发行：人民卫生出版社（中继线 010-59780011）
地　　址：北京市朝阳区潘家园南里 19 号
邮　　编：100021
E - mail：pmph @ pmph.com
购书热线：010-59787592　010-59787584　010-65264830
印　　刷：北京画中画印刷有限公司
经　　销：新华书店
开　　本：850×1168　1/32　印张：6
字　　数：150 千字
版　　次：2018 年 4 月第 1 版　2018 年 4 月第 1 版第 1 次印刷
标准书号：ISBN 978-7-117-26845-5
定　　价：30.00 元

打击盗版举报电话：010-59787491　E-mail：WQ @ pmph.com
（凡属印装质量问题请与本社市场营销中心联系退换）

前　言

随着医学研究的进展，医学模式转变是当今医学发展的主流，"社会 - 心理 - 生物"模式必将替代单一的"生物"模式。护理学也不断向更深入专业的学科细化发展，提高对疾病的防治水平，降低疾病的发病率、致残率和死亡率，促进身心健康是我们的任务和目标。

本书是临床一线护理人员根据多年的护理经验及专业特长，同时结合消化病专科特色，在搜集大量的文献和书籍的基础上进行撰写的。主要内容包括胃肠病、肝胆疾病、胰腺炎护理及介入护理等，在日常护理的基础上，增加了针灸、中药以及外治法。全书突出中西并重的特色，体现最新护理方法、临床路径和技术，以操作为主线，实用性较强。

由于编者水平有限，编写时间仓促，加之有些疾病的中医治疗尚在探索和完善阶段，难免有疏漏和不妥之处，欢迎各位读者给予批评和指正。

编　者
2017 年 10 月

目　录

第一章
消化系统常用护理技术

第一节　腹腔穿刺术

一、适应证

1. 诊断性穿刺

（1）腹水原因不明，性质难以确定；腹部疾病诊断不清。

（2）疑有闭合性腹部损伤者。

（3）原因不明的休克、昏迷、急性贫血、腹膜炎。

（4）腹腔内肿块行细胞学检查。

（5）建立人工气腹行检查、治疗或手术。

2. 治疗性穿刺

（1）严重腹水，影响心肺功能，需放腹水者。

（2）脓肿穿刺引流。

（3）腹腔内灌洗。

（4）腹膜透析。

3. 腹腔内给药

经腹腔给予抗生素、抗肿瘤药物、防止肠黏膜连药物等。

二、禁忌证

1. 广泛腹膜黏膜连、肠胀气明显者。

2. 有肝性脑病先兆、包虫病及巨大卵巢囊肿者。

3．大量腹水伴有严重电解质紊乱者禁大量放腹水。

4．妊娠期、凝血机制不良、严重恶病质者。

5．精神异常或不能配合者。

三、护理技术

（一）术前准备

1．向患者解释操作目的、简单过程和术后注意事项。测量生命体征、腹围并做好记录，清洁腹部皮肤，术前排尿。精神过于紧张者给予适当镇静剂。

2．准备一次性无菌腹腔穿刺包、无菌手套、局麻药、将要注入的药物、多头腹带等。

3．减少探视人员，关闭门窗，室温适宜。

（二）术中配合

1．协助患者取半卧位或平卧位，腹水量少者可取侧卧位。暴露腹部，注意保暖。

2．穿刺过程中密切监测生命体征，注意患者反应，如出现头晕、恶心、心悸、脉速、出汗、血压下降等应中止放液，并作相应处理。

3．放腹水速度不宜过快，量不宜过多，需根据病情而定。

4．穿刺后自上而下逐层包好腹带，嘱患者卧床休息，宜卧向穿刺点的对侧。

5．协助取标本并记录放腹水的量，腹水的颜色、性质。

（三）术后护理

1．术后嘱患者行侧卧位 4 小时。

2．继续监测生命体征，观察患者反应。

3．观察穿刺部位有无渗血、渗液，保持穿刺点干燥。

4．放腹水者术后再次测量腹围，并与术前的数值作比较。

（王忠琼）

第二节　肝脏穿刺术

一、目的

1. 诊断性肝脏穿刺,适用于原因不明的肝大、肝功异常、黄疸及门脉高压者。

2. 治疗性肝脏穿刺,治疗肝脓肿。

二、禁忌证

1. 全身器官衰竭。

2. 重度黄疸、肝功能严重障碍、腹水者。

3. 肝包虫病、肝血管瘤、肝周围化脓性感染者。

4. 严重贫血、有出血倾向者。

三、护理措施

(一)术前准备

1. 患者准备

(1)向患者解释穿刺目的、配合方法及术后注意事项,反复训练患者呼气后屏气动作及床上使用便器。术前排空小便。

(2)测定肝功能,出、凝血指标及血小板计数,如果凝血时间延长,可用维生素 K_1。必要时交叉配血、备血。

(3)如怀疑阿米巴脓肿,应用抗阿米巴药物治疗 2~4 天后再行穿刺;如怀疑细菌性肝脓肿应先用抗菌药使病灶局限后再行穿刺。

(4)测量生命体征并记录。

2. 物品准备　准备一次性无菌穿刺包、无菌手套、局麻药、小沙袋、多头腹带、标本瓶等。

（二）术中配合

1. 患者取仰卧位，身体右侧靠近床沿，右手屈肘置于枕后。

2. 协助术者定位（右侧腋中线 8～9 肋间肝实音处，如有脓肿需超声定位）。

3. 操作中，穿刺针进入肝脏时，嘱患者深吸气末屏气，术者迅速取出活检组织并退出针头至皮下，1～2 秒。如有脓肿，穿刺时嘱患者浅慢呼吸。

4. 操作过程中严密观察患者反应，如有不适，立即停止操作。

5. 拔针后以无菌敷料覆盖，并用小沙袋、腹带加压包扎4～6 小时。

（三）术后护理

1. 术后应绝对卧床休息 24 小时，监测血压、脉搏。如发现头晕、脉搏细弱、血压下降、面色苍白、出冷汗、烦躁不安、腹痛、胸痛、呼吸困难等内出血征象时，应予积极抢救。

2. 注意观察穿刺部位有无伤口渗血、红肿、疼痛。

3. 穿刺局部疼痛可给予止痛剂。如考虑气胸、失血性休克或胆汁性腹膜炎等情况时，应及时通知医师进行抢救。

（王忠琼）

第三节　内镜下逆行性胰胆管造影术

经内镜逆行胰胆管造影术（ERCP）是利用十二指肠镜插入至十二指肠降段，通过内窥镜活检孔道将外径为 1.7cm 的聚四氟乙烯导管自十二指肠乳头口处插入，并经该导管注入造影剂使胆管和胰管在 X 线下显影的技术。

一、适应证

凡疑有胆道疾病和胰腺疾病而无重症肝功能损害者都可列为适应证。

1. 原因不明的梗阻性黄疸。
2. 胆总管或肝胆管结石、慢性胆囊疾病者。
3. 怀疑胰胆系统或壶腹部肿瘤者。
4. 慢性胰腺炎或其他胰胆疾病者。

二、禁忌证

1. 严重心肺功能不全，全身情况差不能合作者。
2. 急性胰腺炎或胆道系统炎症。
3. 碘过敏者。

三、护理措施

（一）术前护理

1. 多与患者沟通，使其心情放松、保证充足的睡眠和休息。
2. 测定血常规，血、尿淀粉酶等，行碘过敏试验。
3. 术前禁食 6 小时以上，防止术中呕吐引起窒息以及影响观察视野。
4. 行静脉留置针穿刺，维持静脉通路并遵医嘱给药。
5. 术前准备。口服去泡剂，咽部麻醉。
6. 遵医嘱于术前 20～30 分钟注射哌替啶 50mg、地西泮 10mg 做基础麻醉。术前半小时肌内注射阿托品 0.5mg 或山莨菪碱 10mg。

（二）术后护理

1. 术后应暂时卧床休息，有不适如剧烈腹痛及胃肠道症状等及时告诉医师。
2. 造影可引起药物性胰腺炎、血清淀粉酶增高，术后两小时及次日晨抽血查淀粉酶。

3. 术后先暂禁食行静脉营养,待血清淀粉酶恢复正常后才能进清流食(米汤、藕粉、果汁等),以后根据情况逐步进低脂半流、半流食及软食。

4. 术后密切监测生命体征变化,观察有无消化道出血症状或结石排出。遵医嘱使用抗生素3~7日。

5. 术后1~2日内可能会有短暂的咽喉部疼痛、异物感。可用漱口液漱口或西瓜霜含片、四季润喉片等含服以减轻症状,便于恢复。

(王忠琼)

第四节 纤维胃镜检查

纤维胃镜是目前应用广泛、进展较快的内镜检查技术,通过检查可直接观察胃、十二指肠病变的大小、部位及范围,可同时取组织标本行组织学或细胞学检查。

一、目的

1. 诊断食管、胃、十二指肠疾病。
2. 有消化系统症状或病变时可发现早期肿瘤。
3. 治疗(取异物、烧灼息肉、胃镜下止血等)。

二、适应证

1. 有明显消化道症状但原因不明者。
2. 上消化道出血需查明原因者。
3. 疑有上消化道肿瘤者。
4. 需要随访观察的病变,如消化性溃疡、萎缩性胃炎、胃部术后等。

5. 需行内镜治疗者,如摘取异物、急性上消化道出血的止血等。

三、禁忌证

1. 严重心肺疾病。
2. 休克、昏迷、癫痫发作等危重状态。
3. 急性食管、胃、十二指肠穿孔,腐蚀性食管炎的急性期。
4. 意识不清、精神失常不能配合检查者。
5. 严重咽喉疾病、主动脉瘤及严重的颈胸段脊柱畸形等。

四、护理措施

(一)术前准备

1. 向患者解释胃镜检查的目的、术前准备、操作过程及术后注意事项等。

2. 术前查肝功能、测定凝血酶原时间和乙型肝炎病毒表面抗原。

3. 检查前一天晚禁食、水 8～12 小时,禁止吸烟。幽门梗阻者需先进行洗胃后再检查。

4. 术前常规注射地西泮 10mg、山莨菪碱 10mg。

(二)术后护理

1. 因咽部麻醉影响吞咽功能,故术后 2 小时禁饮食,不要吞咽唾液以免呛咳。2 小时后先喝水,若无呛咳及异物感可进食少量流质,逐渐过渡到正常饮食。

2. 术后可出现咽痛、咽喉部异物感,嘱患者不要用力咳嗽。如出现腹胀、腹痛可进行腹部按摩以促进肠蠕动。

3. 观察患者术后有无呕血或黑便及腹痛,如有应及时处理。

第五节　结肠镜检查

纤维结肠镜是由细长可弯曲的导光玻璃纤维管构成,由肛门进入直肠,沿肠道逆行,经全程结肠,可至回肠末端。通过肉眼观察结肠腔内黏膜表面的变化,结合病理作出诊断。也可用于治疗,如肠内息肉切除、肠内异物取出、下消化道止血等。

插镜前常规做肛指检查,了解有无肿物及肠腔狭窄、肛裂、瘘管。结肠镜插镜原则是"循腔进镜,去弯取直"。患者易取左侧卧位,过脾曲后可仰卧至右侧卧位,过肝曲后再仰卧至左或右侧卧位。结肠镜检查时,应尽量送达盲肠,对下消化道出血疑为回盲部病变、低位不全梗阻患者,应送到回肠末段。

一、适应证

1. 原因不明的下消化道出血或脓血便,或粪便潜血阳性。
2. 原因不明的腹泻。
3. 腹部肿物,性质不明。
4. 不明原因的中、下腹痛。
5. 钡灌肠发现大肠病灶,需进一步明确诊断。
6. 大肠癌、腺瘤、息肉切除术后复查者。
7. 炎性肠病的鉴别及随访。

二、禁忌证

1. 严重心肺功能不全者或极度衰弱不能耐受检查者。
2. 伴有下消化道出血的急性肠炎及肛裂,肛周围脓肿者。
3. 肠道准备不彻底,无法满意观察者。
4. 肠道重度狭窄或放射治疗后引起肠管放射性坏死者。
5. 精神病患者,妇女经期、妊娠及不合作者。

6.严重急剧恶化的结肠炎症,特别已有结肠高度扩张、腹膜炎、可疑肠穿孔征象者。

三、护理

(一)检查前准备

1.物品准备 纤维结肠镜1个,无菌手套数副,冷光源1台,吸引器1个,活检钳1把,肠镜活检细胞刷1把,纱布数块,10%甲醛标本瓶数个。

2.药品准备 甲基硅油1瓶,盐酸氯胺酮。

3.患者准备

(1)向患者解释检查目的和注意事项,以取得患者合作。

(2)术前检查患者的出凝血时间和血小板。查肝功、表面抗原及抗 HIV 抗体。

(3)术前3日进低脂少渣饮食;术前1日进流食(米汤、豆浆等,不饮牛奶)。

(4)遵医嘱于检查前10~12小时,服肠道清洁药,服药后不再进食。其方法有:①甘露醇60g加开水300ml,冷却后1次服下,接着半小时内饮温开水1500~2000ml(需行电切除术者,禁服甘露醇,以免某些肠内菌群分解甘露醇放出的氢气发生爆炸意外)。②开水1000~1500ml浸泡中药(大黄、芒硝、甘草)1小时以上,不要煎煮,半小时内服完。③术前1日晚口服蓖麻油30ml或硫酸镁20g,术前3小时口服洗肠盐溶液2000ml,短时间内全部饮完。

(5)患者可自带食物(饮料、糕点)在检查前按医师指定时间进食。

(6)术前肌注地西泮10mg、丁溴东莨菪碱(解痉灵)40mg;对紧张不安者,给予哌替啶25~50mg。

(二)检查中护理

1.协助患者脱去一侧裤腿,取左侧屈膝卧位。

2. 插镜前在肛门涂些润滑剂。

3. 手托蘸有润滑剂的纱布握持镜身,协助术者插入肠镜。

4. 在插镜过程中,应根据检查者需要,协助患者变换体位。

5. 协助检查者对病变部位摄影或活检,留取标本于 10% 甲醛标本瓶。

6. 观察患者有无不适的表现,并注意观察脉搏和血压以及有无腹痛等情况。

(三)检查后护理

1. 检查完毕,协助患者穿好衣裤。

2. 观察患者一般情况、注意有无腹痛及便血等情况。嘱患者如出现出血较多,腹痛剧烈时应及时就诊。

3. 行高频电切肠息肉术后,进食少渣饮食 3 日,并避免剧烈活动 1 周。

4. 作活检或切除息肉者、嘱 3 日内勿剧烈活动,避免作钡剂灌肠,进流质或半流质 1～2 日。

5. 标本及时送检。

（王忠琼）

第一节　消化系统疾病常见症状体征的护理

一、恶心与呕吐

恶心(nausea)为上腹部不适、紧迫欲吐的感觉,可伴有迷走神经兴奋的症状、如皮肤苍白、出汗、流涎、血压降低及心动过缓等;呕吐(vomit)是通过胃的强烈收缩迫使胃或部分小肠的内容物经食管、口腔而排出体外的现象,二者均为复杂的反射动作,可单独发生,但多数患者先有恶心,继而呕吐。

引起恶心与呕吐的消化系统常见疾病有:①胃癌、胃炎、消化性溃疡并发幽门梗阻。②肝、胆囊、胆管、胰腺、腹膜的急性炎症。③胃肠功能紊乱引起的功能性呕吐。④肠梗阻。⑤消化系统以外的疾病也可引起呕吐、如脑部疾病(脑出血、脑炎、脑部肿瘤等)、前庭神经病变(梅尼埃病等)、代谢性疾病(甲状腺功能亢进、尿毒症等)。

(一)护理评估

1. 病史　恶心与呕吐发生的时间、频度、原因或诱因,与进食的关系;呕吐的特点及呕吐物的性质、量;呕吐伴随的症状,如是否伴有腹痛、腹泻、发热、头痛、眩晕等,呕吐出现的时间、频度、呕吐物的量与性状因病种而异。上消化道出血时呕吐物呈咖啡色甚至鲜红色;消化性溃疡并发幽门梗阻时呕吐常在餐后发生,呕吐量大,呕吐物含酸性发酵宿食;低位肠梗阻时呕吐物带粪臭味;急性胰腺炎可出现频繁剧烈的呕吐,吐出胃内容物甚至胆汁。呕吐频繁且量大者可引起水、电解质紊乱、代谢性碱中毒。长期呕吐伴厌食者可致营养不良。

2.身体评估 患者的生命体征、神志、营养状况,有无失水表现。有无腹胀、腹肌紧张,有无压痛、反跳痛及其部位、程度,肠鸣音是否正常。

3.心理-社会资料 长期反复恶心与呕吐,常使患者烦躁、不安,甚至焦虑和恐惧,而不良的心理反应,又可使症状加重,应注意评估患者的精神状态,有无疲乏无力,有无焦虑、抑郁及其程度,呕吐是否与精神因素有关等。

4.辅助检查 必要时做呕吐物毒物分析或细菌培养等检查,呕吐物量大者注意有无水、电解质代谢和酸碱平衡失调。

(二)常见护理诊断及医护合作性问题

1.有体液不足的危险 与大量呕吐导致失水有关。

2.活动无耐力 与频繁呕吐导致失水、电解质丢失有关。

3.焦虑 与频繁呕吐、不能进食有关。

(三)护理目标

患者生命体征在正常范围内,不发生水、电解质代谢和酸碱平衡失调;呕吐减轻或停止,逐步恢复进食,活动耐力恢复或有所改善;焦虑程度减轻。

(四)护理措施

1.体液不足的危险

(1)监测生命体征:定时测量和记录生命体征直至稳定。血容量不足时可发生心动过速、呼吸急促、血压降低,特别是直立性低血压。持续性呕吐致大量胃液丢失,发生代谢性碱中毒时,患者呼吸可浅、慢。

(2)观察患者有无失水征象:准确测量和记录每日的出入量、尿比重、体重。依失水程度不同,患者可出现软弱无力、口渴、皮肤黏膜干燥、弹性减低,尿量减少、尿比重增高,并可有烦躁、神志不清以至昏迷等表现。

(3)严密观察患者呕吐:观察患者呕吐的特点,记录呕吐的次数,呕吐物的性质、量、颜色和气味。动态观察实验室检查结果,例如血清电解质、酸碱平衡状态。

(4)积极补充水分和电解质:剧烈呕吐不能进食或严重水、电解质失衡时,主要通过静脉输液给予纠正。口服补液时,应少量多次饮用,以免引起恶心、呕吐。如口服补液未能达到所需补液量时,仍需静脉输液以恢复和保持机体的液体平衡状态。

2. 活动无耐力　协助患者活动,患者呕吐时应帮助其坐起或侧卧,头偏向一侧,以免误吸。吐毕给予漱口,更换污染衣物被褥,开窗通风以去除异味。告诉患者突然起身可能出现头晕、心悸等不适。故坐起时应动作缓慢,以免发生直立性低血压。及时遵医嘱应用止吐药及其他治疗,促使患者逐步恢复正常饮食和体力。

3. 焦虑

(1)评估患者的心理状态:关心患者,通过与患者及家属交流,了解其心理状态。

(2)缓解患者焦虑:耐心解答患者及家属提出的问题,向患者解释精神紧张不利于呕吐的缓解,特别是有的呕吐与精神因素有关,紧张、焦虑还会影响食欲和消化功能,而治病的信心及情绪稳定则有利于症状的缓解。

(3)指导患者减轻焦虑的方法:常用深呼吸、转移注意力等放松技术,减少呕吐的发生。

1)深呼吸法:用鼻吸气,然后张口慢慢呼气,反复进行。

2)转移注意力:通过与患者交谈,或倾听轻快的音乐,或阅读喜爱的文章等方法转移患者注意力。

(五)护理评价

患者生命体征稳定在正常范围,无口渴、尿少、皮肤干燥、弹性减退等失水表现,血生化指标正常;呕吐及其引起的不适减轻或消失,逐步耐受及增加进食量;活动耐量增加,活动后无头晕、心悸、气促或直立性低血压出现;能认识自己的焦虑状态并运用适当的应对技术。

(胡晓丽 肖 利)

二、腹痛

腹痛(abdominal pain)在临床上一般按起病急缓、病程长短分为急性与慢性腹痛。急性腹痛多由腹腔器官急性炎症、空腔脏器阻塞或扩张、腹膜炎症、腹腔内血管阻塞等引起;慢性腹痛的原因常为腹腔脏器的慢性炎症、空腔脏器的张力变化、胃、十二指肠溃疡、腹腔脏器的扭转或梗阻、脏器包膜的牵张等。此外,某些全身性疾病、泌尿生殖系统疾病、腹外脏器疾病如急性心肌梗死和下叶肺炎等亦可引起腹痛。

(一)护理评估

1. 病史 腹痛发生的原因或诱因,腹痛的部位、性质和程度;腹痛的时间,特别是与进食、活动、体位的关系;腹痛发生时的伴随症状,有无恶心与呕吐、腹泻、发热等;有无缓解的方法。

腹痛可表现为隐痛、钝痛、灼痛、胀痛、刀割样痛、钻痛或绞痛等,可为持续性或阵发性疼痛,其部位、性质和程度常与疾病有关。如胃、十二指肠疾病引起的腹痛多为中上腹部隐痛、灼痛或不适感,伴厌食、恶心、呕吐、嗳气、反酸等。小肠疾病疼痛多在脐部或脐周,并有腹泻、腹胀等表现。大肠病变所致的腹痛为下腹部一侧或双侧疼痛。急性胰腺炎常出现上腹部剧烈疼痛,为持续性钝痛、钻痛或绞痛,并向腰背部呈带状放射。急性腹膜炎时疼痛弥漫全腹,腹肌紧张,有压痛、反跳痛。

2. 身体评估 患者的生命体征、神态、神志、营养状况。

有无腹胀、腹肌紧张、压痛、反跳痛及其部位、程度、肠鸣音是否正常。

3. 心理 - 社会资料　疼痛可使患者精神紧张及焦虑，而紧张、焦虑又可加重疼痛，因此，应注意评估患者有无因疼痛或其他因素而产生的精神紧张、焦虑不安等。

4. 辅助检查　根据病种不同行相应的实验室检查，必要时需作 X 线钡餐检查、消化道内镜检查等。

（二）常见护理诊断及医护合作性问题

腹痛　与胃肠道炎症、溃疡、肿瘤有关。

（三）护理目标

患者的疼痛逐渐减轻或消失。

（四）护理措施

1. 疼痛监测　严密观察患者腹痛的部位、性质及程度，如果疼痛性质突然发生改变，且经一般对症处理疼痛不仅不能减轻，反而加重，需警惕某些并发症的出现，如溃疡穿孔、弥漫性腹膜炎等。应立即请医师进行必要的检查，严禁随意使用镇痛药物，以免掩盖症状，延误病情。

2. 教会患者非药物性缓解疼痛的方法　对疼痛，特别是有慢性疼痛的患者，采用非药物性止痛方法，可减轻其焦虑、紧张，提高其疼痛阈值和对疼痛的控制感。常用方法包括：

（1）指导式想象：利用一个人对某特定事物的想象而达到特定正向效果，如回忆一些有趣的往事可转移注意力，从而减轻疼痛。

（2）局部热疗法：除急腹症外，对疼痛局部可应用热水袋进行热敷，从而解除痉挛而达到止痛效果。

（3）气功疗法：指导患者通过自我意识，集中注意力，使全身各部分肌肉放松，进而增强对疼痛的耐受力。

（4）其他指导：患者应用深呼吸法和转移注意力有助于其减轻疼痛。

3. 针灸止痛　根据不同疾病,不同疼痛部位采取不同穴位针疗。

4. 药物止痛　镇痛药物的种类甚多,应根据病情,疼痛性质和程度选择性给药。癌性疼痛应遵循按需给药的原则有效控制患者的疼痛。疼痛缓解或消失后及时停药,防止药物副作用及患者对药物的耐药性和成瘾性。急性剧烈腹痛诊断未明时,不可随意使用镇痛药物,以免掩盖症状,延误病情。

(五)护理评价

患者疼痛减轻或消失。

（胡晓丽　肖　利）

三、腹泻

腹泻(diarrhea)是指排便的次数多于平日习惯的频率,粪质稀薄。腹泻多由于肠道疾病引起,其他原因有药物、全身性疾病、过敏和心理因素等。发生机制为肠蠕动亢进、肠分泌增多或吸收障碍。

(一)护理评估

1. 病史　腹泻发生的时间、起病原因或诱因、病程长短;排便的次数,粪便的性状、量、气味和颜色;有无腹痛及疼痛的部位,有无里急后重、恶心与呕吐、发热等伴随症状;有无口渴、疲乏无力等失水表现。

2. 身体评估　急性严重腹泻时,应注意评估患者的生命体征、神志、尿量、皮肤弹性等,注意患者有无水、电解质紊乱、酸碱失衡、血容量减少。慢性腹泻时应注意患者的营养状况,有无消瘦、贫血的体征。评估患者有无腹胀、腹部包块、压痛,肠鸣音有无异常。有无因排便频繁及粪便刺激,引起肛周皮肤糜烂。

小肠病变引起的腹泻粪便呈糊状或水样,可含有未完全消化的食物成分,大量水泻易导致脱水和电解质丢失,部分慢性腹泻患者可发生营养不良。大肠病变引起的腹泻粪便可含脓、血、黏液,病变累及直肠时可出现里急后重。

3. 心理 - 社会资料　频繁腹泻常影响患者正常的工作和社会活动,使患者产生自卑心理。应注意评估患者有无自卑、忧虑、紧张等心理反应,患者的腹泻是否与其心理精神反应有关。

4. 辅助检查　正确采集新鲜粪便标本作显微镜检查,必要时做细菌学检查。急性腹泻者注意监测血清电解质、酸碱平衡状况。

（二）常见护理诊断及医护合作性问题

1. 腹泻　与肠道疾病或全身性疾病有关。

2. 营养失调:低于机体需要量　与严重腹泻导致水、电解质紊乱有关。

3. 有体液不足的危险　与大量腹泻引起失水有关。

（三）护理目标

患者的腹泻及其不适减轻或消失,能保证机体所需水分、电解质和营养素的摄入,生命体征、尿量、血生化指标在正常范围内。

（四）护理措施

1. 腹泻

（1）病情监测:包括排便情况、伴随症状、全身情况及血生化指标的监测。

（2）饮食选择:饮食以少渣、易消化食物为主,避免生冷、多纤维、味道浓烈的刺激性食物。急性腹泻应根据病情和医嘱,给予禁食、流质、半流质或软食。

（3）指导患者活动和减轻腹泻:急性起病,全身症状明显的患者应卧床休息,注意腹部保暖。可用暖水袋腹部热敷,以减弱肠道运动,减少排便次数,并有利于减轻腹痛等症状。慢性、轻症者可适当活动。

（4）加强肛周皮肤的护理：排便频繁时，因粪便的刺激，可使肛周皮肤损伤，引起糜烂及感染。排便后应用温水清洗肛周，保持清洁干燥，涂无菌凡士林或抗生素软膏以保护肛周皮肤，促进损伤处愈合。

（5）心理护理：慢性腹泻治疗效果不明显时，患者往往对预后感到担忧，纤维结肠内镜等检查有一定痛苦。某些腹泻如肠易激综合征与精神因素有关，故应注意患者心理状况的评估和护理，通过解释、鼓励来提高患者配合检查和治疗的认识，稳定患者情绪。

2. 营养失调

（1）饮食护理：可经口服者，注意饮食选择，以少渣、易消化食物为主，避免生冷、多纤维、味道浓烈的刺激性食物。严重腹泻，伴恶心与呕吐者，积极静脉补充营养。注意输液速度的调节，因老年人易因腹泻发生脱水，也易因输液速度过快引起循环衰竭，故尤应及时补液，并注意输液速度。

（2）营养评价：观察并记录患者每日进餐次数、量、品种，以了解其摄入的营养能否满足机体需要。定期测量体重，监测有关营养指标的变化，如血红蛋白浓度、人血白蛋白等。

3. 有体液不足的危险　动态观察患者的液体平衡状态，按医嘱补充水分、电解质和各种营养物质。具体措施见本章恶心与呕吐的相关护理措施。

（五）护理评价

患者的腹泻及其伴随症状减轻或消失；机体获得足够的热量、水、电解质和各种营养物质，营养状态改善；生命体征正常，无失水、电解质紊乱的表现。

（胡晓丽　肖　利）

第二节 急 性 胃 炎

一、概述

急性胃炎指由各种原因引起的急性胃黏膜炎症,其病变可以仅局限于胃底、胃体、胃窦的任何一部分,病变深度大多局限于黏膜层,严重时可达黏膜下层、肌层,甚至达浆膜层。临床表现多种多样,可以有上腹痛、恶心、呕吐、上腹不适、呕血、黑粪,也可无症状,而仅有胃镜下表现。急性胃炎的病因虽然多种多样,但各种类型在临床表现、病变的发展规律和临床诊治等方面有一大共性,大多数患者,通过及时诊治能很快痊愈,也有部分患者,其病变可长期存在并转化为慢性胃炎。

二、护理评估

(一)健康史

评估患者既往有无胃病史,有无服用对胃有刺激的药物,如阿司匹林、保泰松、洋地黄、铁剂等,评估患者的饮食情况及睡眠。

(二)临床症状评估与观察

1. 腹痛的评估　患者主要表现为上腹痛、饱胀不适。多数患者无症状,或症状被原发疾病所掩盖。

2. 恶心、呕吐的评估　患者可有恶心、呕吐、食欲不振等症状,注意观察患者呕吐的次数及呕吐物的性质、量的情况。

3. 腹泻的评估　食用沙门菌、嗜盐菌或葡萄球菌毒素污染食物引起的胃炎患者常伴有腹泻。评估患者的大便次数、颜色、性状及量的情况。

4. 呕血和(或)黑粪的评估　在所有上消化道出血的病例中,急性糜烂出血性胃炎所致的消化道出血占 10%～30%,仅次于消化性溃疡。

(三)辅助检查的评估

1. 病理　主要表现为中性粒细胞浸润。

2. 胃镜检查　可见胃黏膜充血、水肿、糜烂、出血及炎性渗出。

3. 实验室检查　血常规检查:糜烂性胃炎可有红细胞、血红蛋白减少。便常规检查:便潜血阳性。血电解质检查:剧烈腹泻患者可有水、电解质紊乱。

(四)心理 - 社会因素评估

1. 生活方式　评估患者生活是否规律,包括学习或工作、活动、休息与睡眠的规律性,有无烟酒嗜好等。评估患者是否能得到亲人及朋友的关爱。

2. 饮食习惯　评估患者是否进食过冷、过热、过于粗糙的食物;是否食用刺激性食物如辛辣、过酸或过甜的食物,以及浓茶、浓咖啡、烈酒等;是否注意饮食卫生。

3. 焦虑或恐惧　是否因出现呕血、黑粪或症状反复发作而产生紧张、焦虑、恐惧心理。

4. 认知程度　是否了解急性胃炎的病因及诱发因素,以及如何防护。

(五)腹部体征评估

上腹部压痛是常见体征,有时上腹胀气明显。

三、护理问题

1. 腹痛　由于胃黏膜的炎性病变所致。

2. 营养失调:低于机体需要量　由于胃黏膜的炎性病变所致的食物摄入、吸收障碍。

3. 焦虑　由于呕血、黑粪及病情反复所致。

四、护理目标

1. 患者腹痛症状减轻或消失。

2. 患者住院期间保证机体所需热量,维持水电解质及酸碱平衡。

3. 患者焦虑程度减轻或消失。

五、护理措施

(一)一般护理

1. 休息　患者应注意休息,减少活动,对急性应激造成者应卧床休息,同时应做好患者的心理疏导。

2. 饮食　一般可给予无渣、半流质的温热饮食。如少量出血可给予牛奶、米汤以中和胃酸,有利于黏膜的修复。剧烈呕吐、呕血的患者应禁食,可静脉补充营养。

3. 环境　为患者创造整洁、舒适、安静的环境,定时开窗通风,保证空气新鲜及温度适宜,使其心情舒畅。

(二)心理护理

1. 解释症状出现的原因　患者因出现呕血、黑粪或症状反复发作而产生紧张、焦虑,恐惧心理,护理人员应向其耐心说明出血原因,并给予解释和安慰。应告知患者,通过有效治疗,出血会很快停止;并通过自我护理和保健,可减少本病的复发次数。

2. 心理疏导　耐心解答患者及家属提出的问题,向患者解释精神紧张不利于呕吐的缓解,特别是有的呕吐与精神因素有关,紧张、焦虑还会影响食欲和消化能力,而树立信心及情绪稳定则有利于症状的缓解。

3. 应用放松技术　利用深呼吸、转移注意力等放松技术,减少呕吐的发生。

(三)治疗配合

1. 患者腹痛的时候　遵医嘱给予局部热敷、按摩、针灸,或给予止痛药物等缓解腹痛症状,同时应安慰、陪伴患者以使其精神放松,消除紧张恐惧心理,保持情绪稳定,从而增强患者对疼痛的耐受性；非药物止痛方法还包括分散注意力法，如数数、谈话、深呼吸等；行为疗法，如放松技术、冥想、音乐疗法等。

2. 患者恶心、呕吐、上腹不适　评估症状是否与精神因素有关，关心和帮助患者消除紧张情绪，观察患者呕吐的次数及呕吐物的性质和量的情况。一般呕吐物为消化液和食物时有酸臭味。混有大量胆汁时呈绿色，混有血液呈鲜红色或棕色残渣。及时为患者清理呕吐物，更换衣物，协助患者采取舒适体位。

3. 患者呕血、黑粪　排除鼻腔出血及进食大量动物血、铁剂等所致呕吐物呈咖啡色或黑粪的情况。观察患者呕血与黑粪的颜色性状和量的情况，必要时遵医嘱给予输血、补液、补充血容量治疗。

（四）用药护理

1. 向患者讲解药物的作用、不良反应、服用时的注意事项，如抑制胃酸的药物多于饭前服用；抗生素类多于饭后服用，并询问患者有无过敏史，严密观察用药后的反应；应用止泻药时应注意观察排便情况，观察大便的颜色、性状、次数及量，腹泻控制时应及时停药；保护胃黏膜的药物大多数是餐前服用，个别药例外；应用解痉止痛药如山莨菪碱或阿托品时，会出现口干等不良反应，并且青光眼及前列腺肥大者禁用。

2. 保证患者每日的液体摄入量，根据患者情况和药物性质调节滴注速度，合理安排所用药物的前后顺序。

（五）健康教育

1. 应向患者及家属讲明病因，如是药物引起，应告诫今后禁止用此药；如疾病需要必须用该药，必须遵医嘱配合服用制酸剂以及胃黏膜保护剂。

2. 嗜酒者应劝告戒酒。

3. 嘱患者进食要有规律，避免食生、冷、硬及刺激性食物和饮料。

4. 让患者及家属了解本病为急性病,应及时治疗及预防复发,防止发展为慢性胃炎。

5. 应遵医嘱按时用药,如有不适,及时来院就医。

（刘　芳　胡欣竹）

第三节　慢　性　胃　炎

一、概述

慢性胃炎系指不同病因引起的慢性胃黏膜炎性病变,其发病率在各种胃病中居位首。随着年龄增长而逐渐增高,男性稍多于女性。

二、护理评估

(一)健康史

评估患者既往有无其他疾病,是否长期服用 NSAID 类消炎药如阿司匹林、吲哚美辛等,有无烟酒嗜好及饮食、睡眠情况。

(二)临床症状评估与观察

1. 腹痛的评估　评估腹痛发生的原因或诱因,疼痛的部位、性质和程度;与进食、活动、体位等因素的关系,有无伴随症状。慢性胃炎进展缓慢,多无明显症状。部分患者可有上腹部隐痛与饱胀的表现。腹痛无明显节律性,通常进食后较重,空腹时较轻。

2. 恶心、呕吐的评估　评估恶心、呕吐发生的时间、频率、原因或诱因,与进食的关系;呕吐的特点及呕吐物的性质、量;有无伴随症状,是否与精神因素有关。慢性胃炎的患者进食硬、冷、辛辣或其他刺激性食物时可引发恶心、反酸、嗳气、上腹不适、食欲不振等症状。

3．贫血的评估　慢性胃炎合并胃黏膜糜烂者可出现少量或大量上消化道出血，表现以黑粪为主，持续 3～4 天停止。长期少量出血可引发缺铁性贫血，患者可出现头晕、乏力及消瘦等症状。

（三）辅助检查的评估

1．胃镜及黏膜活组织检查　这是最可靠的诊断方法，可直接观察黏膜病损。慢性萎缩性胃炎可见黏膜呈颗粒状、黏膜血管显露、色泽灰暗、皱襞细小；慢性浅表性胃炎可见红斑、黏膜粗糙不平、出血点（斑）。两种胃炎皆可见伴有糜烂、胆汁反流。活组织检查可进行病理诊断，同时可检测幽门螺杆菌。

2．胃酸的测定　慢性浅表性胃炎胃酸分泌可正常或轻度降低，而萎缩性胃炎胃酸明显降低，其分泌胃酸功能随胃腺体的萎缩、肠腺化生程度的加重而降低。

3．血清学检查　慢性胃体炎患者血清抗壁细胞抗体和内因子抗体呈阳性，血清胃泌素明显升高；慢性胃窦炎患者血清抗壁细胞抗体多呈阴性，血清胃泌素下降或正常。

4．幽门螺杆菌检测　通过侵入性和非侵入性方法检测幽门螺杆菌。慢性胃炎患者胃黏膜中幽门螺杆菌阳性率的高低与胃炎活动与否有关，且不同部位的胃黏膜其幽门螺杆菌的检测率亦不相同。幽门螺杆菌的检测对慢性胃炎患者的临床治疗有指导意义。

（四）心理社会因素评估

1．生活方式　评估患者生活是否有规律；生活或工作负担及承受能力；有无过度紧张、焦虑等负性情绪；睡眠的质量等。

2．饮食习惯　评估患者平时饮食习惯及食欲，进食时间是否规律；有无特殊的食物喜好或禁忌，有无食物过敏，有无烟酒嗜好。

3．心理、社会状况　评估患者的性格及精神状态；患病对患者日常生活、工作的影响。患者有无焦虑、抑郁、悲观等负性情绪及其程度。评估患者的家庭成员组成,家庭经济、文化、教育背景,对患者的关怀和支持程度;医疗费用来源或支付方式。

4. 认知程度　评估患者对慢性胃炎的病因、诱因及如何预防的了解程度。

(五)腹部体征的评估

慢性胃炎的体征多不明显,少数患者可出现上腹轻压痛。

三、护理问题

1. 疼痛　由于胃黏膜炎性病变所致。

2. 营养失调:低于机体需要量　由于厌食、消化吸收不良所致。

3. 焦虑　由于病情反复、病程迁延所致。

4. 活动无耐力　由于慢性胃炎引起贫血所致。

5. 知识缺乏　缺乏对慢性胃炎病因和预防知识的了解。

四、护理目标

1. 患者疼痛减轻或消失。

2. 患者住院期间能保证机体所需热量、水分、电解质的摄入。

3. 患者焦虑程度减轻或消失。

4. 患者活动耐力恢复或有所改善。

5. 患者能自述疾病的诱因及预防保健知识。

五、护理措施

(一)一般护理

1. 休息　指导患者急性发作时应卧床休息,并可用转移注意力、做深呼吸等方法来减轻。

2. 活动　病情缓解时,进行适当的锻炼,以增强机体抵抗力。嘱患者生活要有规律,避免过度劳累,注意劳逸结合。

3．饮食　急性发作时可予少渣半流食,恢复期患者指导其食用富含营养、易消化的食物,避免食用辛辣、生冷等刺激性食物及浓茶、咖啡等饮料。嗜酒患者嘱其戒酒。指导患者加强饮食卫生并养成良好的饮食习惯,定时进餐、少量多餐、细嚼慢咽。如胃酸缺乏者可酌情食用酸性食物如山楂、食醋等。

4．环境　为患者创造良好的休息环境,定时开窗通风,保证病室的温湿度适宜。

（二）心理护理

1．减轻焦虑　提供安全舒适的环境,减少患者的不良刺激。避免患者与其他有焦虑情绪的患者或亲属接触。指导其散步、听音乐等转移注意力的方法。

2．心理疏导　首先帮助患者分析这次产生焦虑的原因,了解患者内心的期待和要求;然后共同商讨这些要求是否能够实现,以及错误的应对机制所产生的后果。指导患者采取正确的应对机制。

3．树立信心　向患者讲解疾病的病因及防治知识,指导患者如何保持合理的生活方式和去除对疾病的不利因素。并可以请有过类似疾病的患者讲解采取正确应对机制所取得的良好效果。

（三）治疗配合

1．腹痛　评估患者疼痛的部位、性质及程度。嘱患者卧床休息,协助患者采取有利于减轻疼痛的体位。可利用局部热敷、针灸等方法来缓解疼痛。必要时遵医嘱给予药物止痛。

2．活动无耐力　协助患者进行日常生活活动。指导患者体位改变时动作要慢,以免发生直立性低血压。根据患者病情与患者共同制定每日的活动计划,指导患者逐渐增加活动量。

3．恶心、呕吐　协助患者采取正确体位,头偏向一侧,防止误吸。安慰患者,消除患者紧张、焦虑的情绪。呕吐后及时为患者清理,更换床单并协助患者采取舒适体位。观察呕吐物的性质、量及呕吐次数。必要时遵医嘱给予止吐药物治疗。

附：呕吐物性质及特点分析

1. 呕吐不伴恶心 呕吐突然发生，无恶心、干呕的先兆，伴明显头痛，且呕吐于头痛剧烈时出现，常见于神经血管头痛、脑震荡、脑出血、脑炎、脑膜炎及脑肿瘤等。

2. 呕吐伴恶心 多见于胃源性呕吐，例如胃炎、胃溃疡、胃穿孔、胃癌等，呕吐多与进食、饮酒、服用药物有关，吐后常感轻松。

3. 清晨呕吐 多见于妊娠呕吐和酒精性胃炎的呕吐。

4. 食后即恶心、呕吐 如果食物尚未到达胃内就发生呕吐，多为食管的疾病，如食管癌、食管贲门失弛缓症。食后即有恶心、呕吐伴腹痛、腹胀者常见于急性胃肠炎、阿米巴痢疾。

5. 呕吐发生于饭后 2~3 小时可见于胃炎、胃溃疡和胃癌。

6. 呕吐发生于饭后 4~6 小时可见于十二指肠溃疡。

7. 呕吐发生在夜间 呕吐发生在夜间，且量多有发酵味者，常见于幽门梗阻、胃及十二指肠溃疡、胃癌。

8. 大量呕吐 呕吐物如为大量，提示有幽门梗阻、胃潴留或十二指肠淤滞。

9. 少量呕吐 呕吐常不费力，每口吐出量不多，可有恶心，进食后可立即发生，吐完后可再进食，多见于神经官能性呕吐。

10. 呕吐物性质辨别

（1）呕吐物酸臭：呕吐物酸臭或呕吐隔日食物见于幽门梗阻、急性胃炎。

（2）呕吐物中有血：应考虑消化性溃疡、胃癌。

（3）呕吐黄绿苦水：应考虑十二指肠梗阻。

（4）呕吐物带粪便：见于肠梗阻晚期，带有粪臭味见于小肠梗阻。

（四）用药护理

1. 向患者讲解药物的作用、不良反应及用药的注意事项，观察患者用药后的反应。

2. 根据患者的情况进行指导,避免使用对胃黏膜有刺激的药物,必须使用时应同时服用抑酸剂或胃黏膜保护剂。

3. 有幽门螺杆菌感染的患者,应向其讲解清除幽门螺杆菌的重要性,嘱其连续服药两周,停药4周后再复查。

4. 静脉给药患者,应根据患者的病情、年龄等情况调节滴注速度,保证入量。

(五)健康教育

1. 向患者及家属介绍本病的有关病因,指导患者避免诱发因素。

2. 教育患者保持良好的心理状态,平时生活要有规律,合理安排工作和休息时间,注意劳逸结合,积极配合治疗。

3. 强调饮食调理对防止疾病复发的重要性,指导患者加强饮食卫生和饮食营养,养成有规律的饮食习惯。

4. 避免刺激性食物及饮料,嗜酒患者应戒酒。

5. 向患者介绍所用药物的名称、作用、不良反应,以及服用的方法剂量和疗程。

6. 嘱患者定期按时服药,如有不适及时就诊。

（刘　芳　胡欣竹）

第四节　假膜性肠炎

一、概述

假膜性肠炎(pseudomembranous colitis, PMC)是一种主要发生于结肠,也可累及小肠的急性黏膜坏死、纤维素渗出性炎症,黏膜表面覆有黄白或黄绿色假膜,其多系在应用抗生素后导致正常肠道菌群失调,难辨梭状芽孢杆菌(clostridium difficile,

CD）大量繁殖，产生毒素致病，因此，有人称其为 CD 相关性腹泻（clostridium difficile-associated diarrhea，CDAD）。Henoun 报道 CDAD 占医院感染性腹泻患者的 25%。该病多发生于老年人、重症患者、免疫功能低下和外科手术后等患者。年龄多在 50～59 岁，女性稍多于男性。

二、护理评估

（一）评估患者的健康史及家族史

询问患者既往身体状况，尤其是近期是否发生过比较严重的感染，以及近期使用抗生素的情况。

（二）临床症状评估与观察

1. 评估患者腹泻的症状　临床表现可轻如一般腹泻，重至严重血便。患者表现为水泻（90%～95%），可达 10 次/日，较重病例水样便中可见漂浮的假膜，5%～10% 的患者可有血便。顽固腹泻可长达 2～4 周。

2. 评估患者腹痛的情况　80%～90% 的患者会出现腹痛。

3. 评估患者有无发热症状　近 80% 的患者有发热。

4. 评估患者营养状况　因患者腹泻、发热可致不同程度的营养不良。

5. 评估患者精神状态　有些患者可表现为精神萎靡、乏力和神志模糊，严重者可进入昏迷状态。

（三）辅助检查评估

1. 血液检查　白细胞增多，多在（10～20）×10^9/L 以上，甚至高达 $40×10^9$/L 或更高，以中性粒细胞增多为主。有低白蛋白血症、电解质失常或酸碱平衡失调。

2. 粪便检查　大便涂片如发现大量革兰阳性球菌，提示葡萄球菌性肠炎。难辨梭状芽孢杆菌培养及毒素测定对诊断假膜性肠炎具有非常重要的意义。

3. 内镜检查是诊断假膜性肠炎快速而可靠的方法　轻者

内镜下可无典型表现,肠黏膜可正常或仅有轻度充血水肿。严重者可见黏膜表面覆以黄白或黄绿色假膜。早期,假膜呈斑点状跳跃分布;进一步发展,病灶扩大,隆起,周围有红晕,红晕周边黏膜正常或水肿。假膜相互融合成各种形态,重者可形成假膜管型。假膜附着较紧,强行剥脱后可见其下黏膜凹陷、充血、出血。皱襞顶部最易受累,可因水肿而增粗增厚。

4. X线检查 腹平片可见结肠扩张、结肠袋肥大、肠腔积液和指压痕。气钡灌肠双重造影显示结肠黏膜紊乱,边缘呈毛刷状,黏膜表面见许多圆形或不规则结节状阴影、指压痕及溃疡征。

5. B超检查 可见肠腔扩张、积液。

6. CT检查 提示肠壁增厚,皱襞增粗。

(四)心理 - 社会因素评估

1. 评估患者对假膜性肠炎的认识程度。

2. 评估患者心理承受能力、性格类型。

3. 评估患者是否缺少亲人及朋友的关爱。

4. 评估患者是否存在焦虑及恐惧心理。

5. 评估患者是否有经济负担。

6. 评估患者的生活方式及饮食习惯。

(五)腹部体征的评估

其中10%～20%的患者在查体时腹部会出现反跳痛。

三、护理问题

1. 腹泻 由于肠毒素与细胞毒素在致病过程中的协同作用,肠毒素通过黏膜上皮细胞的CAMP系统使水、盐分泌增加所致。

2. 腹痛 由于肠内容物通过充血、水肿的肠管而引起的刺激痛。

3. 体温过高 由于肠道炎症活动及继发感染所致。

4. 部分生活自理能力缺陷 与静脉输液有关。

5. 营养失调: 低于机体需要量　由于腹泻、肠道吸收障碍所致。

6. 有体液不足的危险　与肠道炎症所致腹泻有关。

7. 有肛周皮肤完整性受损的危险　与腹泻有关。

8. 潜在的并发症: 肠穿孔、中毒性巨结肠　与肠黏膜基底层受损、结肠扩张有关。

9. 潜在的并发症: 水、电解质紊乱, 低蛋白血症　与腹泻、肠黏膜上皮细胞脱落, 基底膜受损、液体和纤维素有关。

10. 焦虑　由于腹痛腹泻所致。

四、护理目标

1. 患者主诉大便次数减少或恢复正常排便。

2. 患者主诉腹痛症状减轻或缓解。

3. 患者体温恢复正常。

4. 患者住院期间生活需要得到满足。

5. 患者住院期间体重增加, 贫血症状得到改善。

6. 保持体液平衡, 患者不感到口渴, 皮肤弹性良好, 血压和心率在正常范围。

7. 患者住院期间肛周皮肤完整无破损。

8. 患者住院期间, 通过护士的密切观察, 能够及早发现并发症, 得到及时治疗。

9. 患者住院期间不出现水、电解质紊乱, 或通过护士的密切观察, 能够及早发现, 得到及时纠正血清总蛋白、白蛋白达到正常水平。

10. 患者住院期间保持良好的心理状态。

五、护理措施

(一)一般护理

1. 为患者提供舒适安静的环境, 嘱患者卧床休息, 避免劳累。

2. 室内定时通风,保持空气清新,调节合适的温度湿度。

3. 患者大便次数多,指导患者保护肛周皮肤,每次便后用柔软的卫生纸擦拭,并用温水清洗、软毛巾蘸干,避免用力搓擦,保持局部清洁干燥,如有发红,可局部涂抹鞣酸软膏或润肤油。

4. 将日常用品放置于患者随手可及的地方,定时巡视病房,满足患者各项生理需要。

(二)心理护理

1. 患者入院时主动接待,热情服务,向患者及家属介绍病房环境及规章制度,取得患者及家属的配合,消除恐惧心理。

2. 患者腹痛、腹泻时,应耐心倾听患者主诉,安慰患者,稳定患者情绪,帮助患者建立战胜疾病的信心。

3. 向患者讲解各项检查的目的、方法,术前准备及术后注意事项,消除患者的恐惧心理。

(三)治疗配合

1. 观察患者大便的次数、性状、量以及有无黏液脓血,及时通知医生给予药物治疗。

2. 观察患者腹痛的部位、性质、持续时间、缓解方式及腹部体征的变化,及时发现。避免肠穿孔及中毒性巨结肠的发生。

3. 观察患者生命体征变化,尤其是体温变化,注意观察热型,遵医嘱应用物理降温及药物降温。

4. 评估患者营养状况,监测血常规、电解质及血清白蛋白、总蛋白的变化,观察患者有无皮肤黏膜干燥、弹性差、尿少等脱水表现。

5. 指导患者合理选择饮食,一般给予高营养低渣饮食,适量补充维生素及微量元素。

6. 指导患者合理用药,观察药物效果及不良反应。

(四)用药护理

1. 抗生素治疗 万古霉素、去甲万古霉素使用注意事项如下：

（1）输入速度不可过快：否则可产生红斑样或荨麻疹样反应。

（2）浓度不可过高：可致血栓性静脉炎，应适当控制药液浓度和滴注速度。

（3）不可肌内注射。

副作用：可引起口麻、刺痛感、皮肤瘙痒、嗜酸粒细胞增多、药物热、感冒样反应以及血压剧降、过敏性休克反应等，与许多药物可产生沉淀反应。

含本品的输液中不得添加其他药物。

2. 保证患者每日液体入量，根据药物的性质和患者自身情况合理调节滴注速度。

（五）健康教育

1. 向患者及家属介绍假膜性肠炎的病因、疾病过程以及预防方法。

2. 指导患者合理选择饮食，避免粗纤维和刺激性食物。

3. 讲解用药的注意事项、不良反应及服用方法，教会患者自我观察。

4. 嘱患者注意腹部保暖，避免受凉，如有不适随时就医。

（刘　芳　陈丽丽）

第五节　消化性溃疡

一、概述

消化系统的重要生理功能是将人体所摄取的食物进行消化、吸收，以供全身组织利用。消化器官是由消化道和消化腺组成，包括食管、胃、肠、肝、胆和胰腺等。消化系统疾病主要包括食管、胃、肠、肝、胆、胰等的病变，可为器质性或功能性疾病,病变可局限于消化系统或累及其他系统。全身性疾病也可引起消化系统疾病或症状,引起消化系统疾病的病因复杂,常见的有感染、理化因素、大脑皮质功能失调、营养缺乏、代谢紊乱、吸收障碍、变态反应、自身免疫、遗传和医源性因素等。由于消化系统包含的器官较多,且消化道与外界相通,其黏膜直接接触病原体、毒性物质、致癌物质的机会较多,容易发生感染、炎症和损伤,消化系统肿瘤发病率较高可能与此有关。多数消化系统疾病是慢性病程,易造成严重的消化、吸收功能障碍,消化系统疾病的发生常与患者的心理状态和行为方式关系密切,在护理过程中,尤应强调整体观念,关心患者的精神心理状况,调整不良情绪,指导患者建立良好的生活方式。

消化性溃疡是指发生在胃和十二指肠的慢性溃疡,因溃疡形成与胃酸和胃蛋白酶的消化作用有关,所以称为消化性溃疡,根据发生的部位不同又将消化性溃疡分为胃溃疡和十二指肠溃疡。

本病是全球性常见病,约 10% 的人一生中患过此病。临床上十二指肠溃疡比胃溃疡多见,两者之比为 3∶1,男性多于女性,十二指肠溃疡好发于青壮年,胃溃疡发病年龄较十二指肠溃疡约迟 10 年。

二、护理评估

(一)临床表现

十二指肠溃疡多发生在壶腹部,胃溃疡多发生在胃角和胃窦小弯。典型的消化性溃疡具有三大临床特点:①慢性过程,病程长,病史可达数年或数十年;②周期性发作,发作和缓解期交替出现,每年秋冬季节和第二年的早春季节是好发季节,精神因素和过度疲劳可诱发;③节律性疼痛。

(二)症状

1. 上腹部腹痛　是消化性溃疡的主要症状。胃溃疡疼痛多位于剑突正中或偏左,十二指肠溃疡疼痛在上腹部正中或偏右。性质多为隐痛、胀痛、烧灼痛、钝痛、剧痛或饥饿样不适感。疼痛的范围有手掌大小。此外,疼痛还具有节律性,与饮食关系密切。胃溃疡疼痛常在进餐后 0.5 ~ 1 小时出现,持续 1 ~ 2 小时后逐渐缓解,典型节律为进食—疼痛—缓解。十二指肠溃疡患者疼痛为饥饿痛,空腹痛或夜间痛,节律为疼痛—进食—缓解。

2. 其他　患者常有反酸、嗳气、恶心、呕吐等胃肠道症状。可有失眠、多汗、脉缓等自主神经功能失调表现。临床上少数溃疡患者可无症状,这类患者首发症状多为呕血和黑粪。

(三)并发症

1. 出血　发生率为 10% ~ 15%,是消化性溃疡最常见的并发症,其中以十二指肠溃疡并发出血较为常见。出血是由于溃疡侵蚀周围血管所致。出血临床表现视出血的部位、速度和出血量决定,一般可表现为呕血和(或)黑粪。

2. 穿孔　溃疡病灶向深部发展穿透浆膜层引起穿孔,发生率为 2% ~ 7%,多见于十二指肠溃疡,表现为突发上腹部剧烈疼痛,如刀割样,可迅速遍及全腹,大汗淋漓,烦躁不安,服用抑酸剂不能缓解,是外科常见急腹症之一,腹部检查可见腹肌紧张,呈板状腹,压痛及反跳痛,肠鸣音减弱或消失,部分患者出现休克。

3. 幽门梗阻　发生率 2% ~ 4%,大多由十二指肠溃疡或幽门溃疡引起,分功能性梗阻和器质性梗阻。功能性梗阻是由溃疡周围组织炎性充血水肿或幽门平滑肌痉挛而造成,为暂时性,炎症消退即可好转。器质性梗阻是由溃疡愈合瘢痕收缩或黏膜连造成的,梗阻为持久性,需外科手术治疗。临床上表现为持续性胀痛、嗳气、反酸,且餐后加重、呕吐大量酸腐味的宿食,呕吐后腹部症状减轻,严重者频繁呕吐可致失水或低氯低钾碱性中毒、营养不良等。腹部可见胃型、蠕动波,可闻及振水音。

4. 癌变 十二指肠溃疡极少发生癌变。胃溃疡发生癌变的概率为 1% 以下,临床上对年龄在 45 岁以上,有长期胃溃疡病史、溃疡顽固不愈者,大便隐血持续阳性者要提高警惕,必要时定期检查。

(四)辅助检查

1. 胃镜检查及胃黏膜活组织检查 是确诊消化性溃疡的首选方法,是评定溃疡的活动程度、有无恶变以及疗效的最佳方法,并能通过活体组织做病理检查。

2. X 线钡餐检查 适用于胃镜检查有禁忌证或者不接受胃镜检查者,发现龛影是诊断溃疡的直接证据,对溃疡有确诊价值;局部压痛、胃大弯侧痉挛性切迹、十二指肠壶腹部激惹合乎腹部变形均为间接征象,仅提示有溃疡的可能。

3. 幽门螺杆菌检查 因为此项检查对消化性溃疡治疗方案的选择有指导意义,已将该项检查列为消化性溃疡诊断的常规检查项目。

4. 胃液分析 胃溃疡患者胃酸分泌正常或稍低,十二指肠溃疡胃酸分泌过多。

5. 大便隐血试验 活动期消化性溃疡常有少量渗血,大便隐血试验呈阳性,但应注意排除假阳性。

三、护理问题

1. 疼痛 上腹痛与消化道黏膜受损有关。

2. 营养失调:低于机体需要 与疼痛导致摄入量减少、消化吸收障碍有关。

3. 知识缺乏 缺乏溃疡病防治的知识。

4. 焦虑 与疼痛症状反复出现、病程迁延不愈有关。

5. 潜在并发症:上消化道大出血、胃穿孔。

6. 活动无耐力 与频繁呕吐导致失水、电解质丢失有关。

四、护理措施

（一）生活护理

1. **休息**　轻症者适当休息，可参加轻微工作，劳逸结合，避免过度劳累。活动性溃疡大便隐血试验阳性患者应卧床休息1~2周。

2. **饮食护理**　宜选用营养丰富、清淡、易消化的食物，以利于黏膜修复和提高抵抗力。急性活动期应少食多餐，每天5~6餐，以牛奶、稀饭、面条等偏碱性食物为宜。少食多餐可中和胃酸，减少胃饥饿性蠕动，同时可避免过饱所引起的胃窦扩张增加促胃液素的分泌。忌食辛辣、浓茶、过冷、油炸等刺激性食物和饮料，戒烟酒。

（二）心理护理

不良的心理因素可诱发和加重病情，而消化性溃疡的患者因疼痛刺激或并发出血，易产生紧张、焦虑等不良情绪，使胃黏膜保护因素减弱，损害因素增加，使病情加重，故应为患者创造安静舒适的环境，减少不良刺激；同时多与患者交流，使患者了解本病的诱发因素、疾病过程和治疗效果，增强治疗信心，克服焦虑、紧张的心理。

（三）治疗配合—用药的护理

1. H_2受体拮抗剂药物应在餐后或餐中即刻服用，也可一天的剂量夜间顿服。西咪替丁可通过血脑屏障，偶尔引起精神症状，此药可与雄激素受体结合影响性功能，与肝细胞色素P-450结合影响华法林、利多卡因等药物的肝内代谢，用药期间注意监测肝、肾功能和血常规检查。雷尼替丁和法莫替丁不良反应较少，患者用药过程中护士要注意观察药物不良反应，发现后应及时报告医生。

2. **质子泵抑制剂**　不良反应较少，可有头晕。因此，初次应用时应较少活动。

3. 胃黏膜保护药 因硫糖铝在酸性环境下有效,所以,应在餐前 1 小时给药。硫糖铝全身不良反应少,常引起便秘;本药含糖量高,糖尿病患者不宜用。胶体铋剂在酸性环境下起作用,故在餐前 0.5 小时服用,短期服用除出现舌苔和粪便变黑外,很少有其他不良反应。长期服用可造成铋在体内大量堆积引起神经毒性,故不宜长期用。米索前列醇的不良反应是腹泻,并可引起子宫收缩,故孕妇禁用。

4. 针对幽门螺杆菌的药物治疗 通常采用三联疗法,质子泵抑制剂(如奥美拉唑等选一种)或铋剂(枸橼酸铋钾)+ 抗生素(阿莫西林、克拉霉素、甲硝唑三种选两种),1~2 周为一疗程。

5. 消化性溃疡诊治流程(图 2-1)

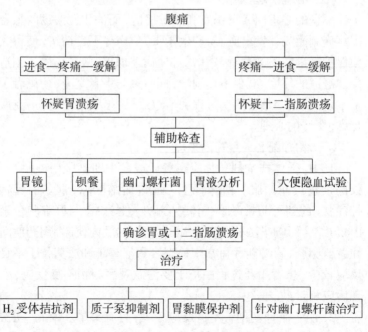

图 2-1 消化性溃疡诊治流程

（四）健康教育

1. 饮食指导　指导患者定时进餐，不宜过饱，避免进食辛辣、浓茶等刺激性食物和饮料。戒烟酒，因烟雾中的尼古丁可直接损害胃黏膜，使胃酸分泌过多而加重病情。

2. 心理指导　指导患者了解紧张焦虑的情绪可增加胃酸分泌，诱发疼痛加重或溃疡复发，所以，平时生活宜身心放松，胸怀宽广，保持乐观主义精神，促进溃疡愈合。

3. 活动与休息指导　指导患者生活要有规律，劳逸结合，合理安排休息时间，保证充沛的睡眠，避免精神过度紧张，保持良好的精神状况，在秋冬或冬春气候变化明显的季节要注意保暖。

4. 用药指导　嘱咐患者避免应用对胃十二指肠黏膜有损害的药物，遵医嘱按时服药，学会观察药物的不良反应，不要随意停药，避免复发。

5. 定期复查　嘱咐患者定期门诊复查，如有疼痛持续不缓解、规律性消失、排黑粪等应立即到门诊检查。

（刘　芳　陈丽丽）

第六节　上消化道大出血

一、概述

上消化道出血（upper gastrointestinal hemorrhage）系指屈氏韧带（the ligament of Treitz）以上的消化道，包括食管、胃、十二指肠、胃空肠吻合术后的空肠病变，以及胰、胆病变的出血，是常见急症之一。

上消化道大量出血：指数小时内的失血量大于1000ml，或大于循环血容量的20%，临床表现为呕血或黑粪，常伴有血容量减少而引起的急性周围循环衰竭,导致失血性休克而危及患者的生命。

二、护理评估

(一)临床表现

上消化道出血的临床表现一般取决于病变性质、部位和出血量与速度。

1. 呕血与黑粪　是上消化道出血的特征性表现。上消化道大量出血之后,均有黑粪。出血部位在幽门以上者常伴有呕血。若出血量较少、速度慢也可无呕血。反之,幽门以下出血如出血量大、速度快,可因血反流入胃腔引起恶心、呕吐而表现为呕血。

呕血多为棕褐色,呈咖啡渣样,这是血液经胃酸作用形成正铁血红素所致。如出血量大,未经胃酸充分混合即呕出,则为鲜红或有血块。黑粪呈柏油样,黏稠而发亮,系血红蛋白的铁经肠内硫化物作用形成硫化铁所致。出血量大时,血液在肠内推进快,粪便可呈暗红甚至鲜红色,酷似下消化道出血。呕吐物及黑粪潜血试验呈强阳性。

2. 失血性周围循环衰竭　由于急性大量失血使循环血容量迅速减少而导致周围循环衰竭。一般表现为头晕、心慌、乏力,突然起立发生晕厥、口渴、出冷汗、心率加快、血压偏低等。严重者呈休克状态,表现为烦躁不安或神志不清、面色苍白、四肢湿冷、口唇发绀、呼吸急促、血压下降、脉压缩小、心率加快,休克未改善时尿量减少。

3. 贫血和血象变化　慢性出血可表现为贫血。急性大量出血后均有急性失血后贫血,但在出血的早期,血红蛋白浓度、红细胞计数与血细胞比容可无明显变化。在出血后,一般须经3～4小时以上才出现贫血,出血后24～72小时红细胞稀释到最大限度。贫血程度除取决于失血量外,还和出血前有无贫血基础、出血后液体平衡状况等因素有关。

急性出血患者为正细胞正色素性贫血,在出血后骨髓有明显代偿性增生,可暂时出现大细胞性贫血,慢性失血则呈小细胞低色素性贫血。出血24小时内网织红细胞即见增高,至出血后4~7天可高达5%~15%,以后逐渐降至正常。如出血未止,网织红细胞可持续升高。

上消化道大出血2~5小时,白细胞计数升达$(10~20)×10^9$/L,出血停止后2~3天才恢复正常。但在肝硬化患者,如同时有脾功能亢进,则白细胞计数可不增高。

4. 发热　上消化道大量出血后,多数患者在24小时内出现低热,但一般不超过过38.5℃,持续3~5天降至正常。

5. 氮质血症　在上消化道大量出血后,由于大量血液蛋白质的消化产物在肠道被吸收,血中尿素氮浓度可暂时增高,称为肠性氮质血症。一般于一次出血后数小时血尿素氮开始上升,约24~48小时可达高峰,大多不超出14.3mmol/L(40mg/dl),3~4日后降至正常。

血容量减少及低血压,导致肾血流量减少、肾小球过滤率下降,亦可引起一过性氮质血症。对血尿素氮持续升高超过3~4天或明显升高超过17.9mmol/L(50mg/dl)者,若活动性出血已停止,且血容量已基本纠正而尿量仍少,则应考虑由于休克时间过长或原有肾脏病变基础而发生肾衰竭。

(二)辅助检查

1. 实验室检查　测定红细胞、白细胞和血小板计数,血红蛋白浓度、血细胞比容、肝功能、肾功能、粪潜血等,有助于估计失血量及动态观察有无活动性出血,判断治疗效果及协助病因诊断。

2. 胃镜检查　是目前诊断上消化道出血病因的首选检查方法。胃镜检查在直视下顺序观察食管、胃、十二指肠球部直至降段,从而判断出血病变的部位、病因及出血情况。多主张检查在出血后 24～48 小时内进行,称急诊胃镜检查(emergency endoscopy)。一般认为这可大大提高出血病因诊断的准确性,因为有些病变如急性糜烂出血性胃炎可在短短几天内愈合而不留痕迹;有些病变如血管异常在活动性出血或近期出血期间才易于发现;对同时存在两个或多个病变者可确定其出血所在。急诊胃镜检查还可根据病变的特征判断是否继续出血或估计再出血的危险性,并同时进行内镜止血治疗。在急诊胃镜检查前需先纠正休克、补充血容量、改善贫血。如有大量活动性出血,可先插胃管抽吸胃内积血,并用生理盐水灌洗,以免积血影响观察。

3. X 线钡餐检查　X 线钡餐检查目前已多被胃镜检查所代替,故主要适用于有胃镜检查禁忌证或不愿进行胃镜检查者,但对经胃镜检查出血原因未明,疑病变在十二指肠降段以下小肠段,则有特殊诊断价值。检查一般在出血停止且病情基本稳定数日后进行。

4. 其他检查　选择性动脉造影、放射性核素 ^{99m}Tc 标记红细胞扫描、吞棉线试验及小肠镜检查等主要适用于不明原因的小肠出血。由于胃镜检查已能彻底搜寻十二指肠降段以上消化道病变,故上述检查很少应用于上消化道出血的诊断。但在某些特殊情况,如患者处于上消化道持续严重大量出血紧急状态,以致胃镜检查无法安全进行或因积血影响视野而无法判断出血灶,而患者又有手术禁忌,此时行选择性肠系膜动脉造影可能发现出血部位,并同时进行介入治疗。

(三)治疗原则

上消化道大量出血病情急、变化快,严重者可危及生命,应采取积极措施进行抢救。抗休克、迅速补充血容量应放在一切医疗措施的首位。

1. 一般急救措施　患者应卧位休息,保持呼吸道通畅,避免呕血时血液吸入引起窒息,必要时吸氧,活动性出血期间禁食。

　　严密监测患者生命体征，如心率、血压、呼吸、尿量及神志变化。观察呕血与黑粪情况。定期复查血红蛋白浓度、红细胞计数、血细胞比容与血尿素氮。必要时行中心静脉压测定。对老年患者根据情况进行心电监护。

　　2. 积极补充血容量　立即查血型和配血，尽快建立有效的静脉输液通道，尽快补充血容量。在配血过程中，可先输平衡液或葡萄糖盐水。遇血源缺乏，可用右旋糖酐或其他血浆代用品暂时代替输血。改善急性失血性周围循环衰竭的关键是要输足全血。下列情况为紧急输血指征（图2-2）。

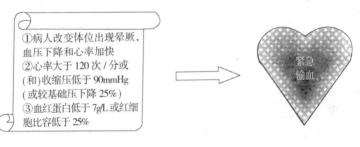

①病人改变体位出现晕厥，血压下降和心率加快
②心率大于120次/分或（和）收缩压低于90mmHg（或较基础压下降25%）
③血红蛋白低于7g/L或红细胞比容低于25%

紧急输血

图2-2　紧急输血指征

　　（1）病人改变体位出现晕厥、血压下降和心率加快。

　　（2）心率大于120次/分或（和）收缩压低于90mm Hg（或较基础压下降25%）。

　　（3）血红蛋白低于7g/L或红细胞比容低于25%。

　　输血量视患者周围循环动力学及贫血改善情况而定，尿量是有价值的参考指标。应注意避免因输液、输血过快、过多而引起肺水肿，原有心脏病或老年患者必要时可根据中心静脉压调节输入量。肝硬化患者宜用新鲜血。

3. 止血措施(图 2-3)

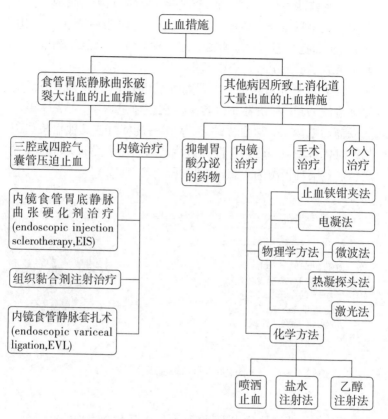

图 2-3 止血措施

(四)护理诊断

1. 组织灌注量改变 与上消化道大量出血有关。

2. 体液不足 与出血有关。

3. 恐惧 与出血有关。

4. 活动无耐力 与血容量减少有关。

5. 有受伤的危险,如创伤、窒息、误吸与食管胃底黏膜长时间受压、囊管阻塞气道,血液或分泌物反流入气管有关。

(五)护理目标

患者无继续出血的征象,组织灌注恢复正常;没有脱水征,生命体征平稳;因出血引起的恐惧感减轻;能够获得足够休息,活动耐力逐渐增加,能叙述活动时保证安全的要点;患者呼吸道通畅,无窒息、误吸,食管胃底黏膜未因受气囊压迫而损伤。

三、护理措施

(一)评估

1. 患者生命体征,观察发生呕血、黑粪的时间、颜色、性质,准确记录出入量。

2. 评估患者脱水的程度、尿量、尿色、电解质水平。

3. 评估患者的耐受力,观察患者有无出血性改变。

4. 评估患者的情绪状况。

(二)生活护理

1. 休息与体位　大出血时患者应绝对卧床休息,保持安静,及时帮助患者清理被污染的床单,取平卧位并将下肢略抬高,以保证脑部供血。呕吐时头偏向一侧,保证呼吸道通畅,防止窒息或误吸;必要时用负压吸引器清除气道内的分泌物、血液或呕吐物,保持呼吸道通畅。遵医嘱给予吸氧。

2. 饮食护理(图 2-4)

(1)出血活动期应禁食。

(2)出血停止后

1)消化性溃疡引起的出血,于出血停止 6 小时可进温凉、清淡无刺激性的流食,以后可改为半流食、软食,或营养丰富、易消化食物。开始需少量多餐,逐步过渡到正常饮食。忌食生冷食物、粗糙、坚硬、刺激性食物。

2)食管胃底静脉曲张破裂出血,出血停止后 1～2 日可进高热量、高维生素流食,限制钠和蛋白质摄入,避免诱发和加重腹水、肝性脑病。避免进食粗糙的硬食,应细嚼慢咽,防止损伤曲张静脉而再次出血。

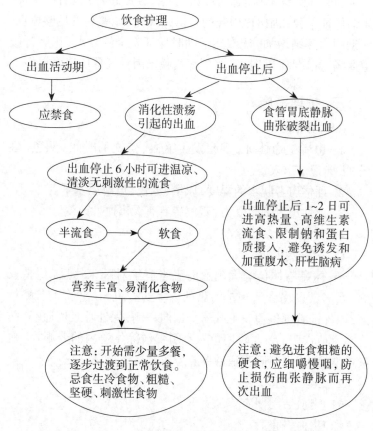

图2-4 饮食护理

(三)心理护理

突然大量的呕血,常使患者及其家属极度恐惧不安。反复长期消化道出血,则容易使患者产生恐惧、悲观、绝望的心理反应,对疾病的治疗失去信心。而患者的消极情绪,又可加重病情,不利于疾病的康复。应关心、安慰、陪伴患者,但避免在床边讨论病情。抢救工作应迅速、忙而不乱,以减轻患者的紧张情绪及恐惧心理。经常巡视,大出血时陪伴患者,使其有安全感。呕血或解黑粪后及时清除血迹、污物,以减少对患者的恶性刺激。解释各项检查、治疗措施,听取并解答患者或家属的提问,以减轻他们的疑虑。

(四)治疗配合

1. 病情观察　上消化道大量出血在短期内出现休克症状,为临床常见的急症,应做好病情的观察。

(1)出血量的估计见表2-1,出血程度的分类见表2-2。

表2-1　出血量的估计

出血量	临床表现
≥5ml	粪潜血(+)
>50~70ml	黑粪
250~300ml	呕血
≤400ml	不引起全身症状
400~500ml	可引起全身症状
>1000ml	急性周围循环衰竭或失血性休克

表2-2　上消化道出血程度的分类

分级	失血量	血压	脉搏	血红蛋白	症状
轻度	全身血量的 10%-15% (成人失血量 <500ml)	基本 正常	正常	无变化	可有头晕

续表

分级	失血量	血压	脉搏	血红蛋白	症状
中度	全身总血量的20%（成人失血量的800~1000ml）	下降	100次/分	70~100g/L	一时性眩晕、口渴、心悸、少尿
重度	全身总血量30%以上（成人失血量＞1500ml）	＜80mmHg	＞120次/分	＜70g/L	心悸、冷汗、尿少、神志恍惚

（2）继续或再次出血的判断：观察中出现表2-3中提及的迹象，提示有活动性出血或再次出血。

表2-3　判断是否存在活动性出血

提示有活动性出血或再次出血：

（1）反复呕血，甚至自呕吐物由咖啡色转为鲜红色

（2）黑粪次数增多且粪质稀薄，色泽转为暗红色，伴肠鸣音亢进

（3）周围循环衰竭的表现经补液、输血而未改善，或好转后又恶化，血压波动，中心静脉压不稳定

（4）红细胞计数、血细胞比容、血红蛋白测定不断下降，网织红细胞计数持续增高

（5）在补液足量、尿量正常的情况下，血尿素氮持续或再次增高

（6）原有脾大、门静脉高压的病人，在出血后常暂时缩小，如不见脾恢复肿大亦提示出血未止

（3）出血性休克的观察：大出血时严密监测患者的心率、血压、呼吸和神志变化，必要时进行心电监护。准确记录出入

量,疑有休克时留置导尿管,测每小时尿量,应保持尿量 30ml/h。注意症状、体征的观察,如患者烦躁不安、面色苍白、皮肤湿冷、四肢湿冷提示微循环血流灌注不足;而皮肤逐渐转暖、出汗停止则提示血流灌注好转。

2. 用药护理 立即建立静脉通道。遵医嘱迅速、准确地实施输血、输液、各种止血药物治疗及用药等抢救措施,并观察治疗效果及不良反应。输液开始应快,必要时测定中心静脉压作为调整输液量和速度的依据。避免因输液、输血过多、过快而引起急性肺水肿,对老年患者和心肺功能不全者尤应注意。肝病患者忌用吗啡、巴比妥类药物;应输新鲜血,因库存血含氨量高,易诱发肝性脑病。血管加压素可引起腹痛、血压升高、心律失常、心肌缺血,甚至发生心肌梗死,故滴注速度应遵医嘱准确无误,并严密观察不良反应。患有冠心病的患者忌用血管加压素。

3. 三(四)腔气囊管的护理 熟练的操作和插管后的密切观察及细致护理是达到预期止血效果的关键,留置三(四)腔气囊管使用如图 2-5,注意事项见图 2-6,流程如下:

(1)插管前管前仔细检查,确保食管引流管、胃管、食管囊

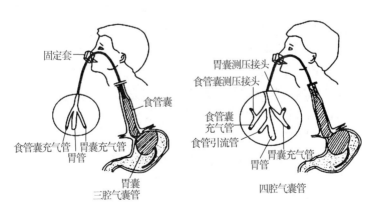

图2-5 三(四)腔气囊管的使用

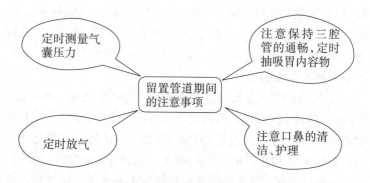

定时测量气囊压力

注意保持三腔管的通畅,定时抽吸胃内容物

留置管道期间的注意事项

定时放气

注意口鼻的清洁、护理

图 2-6　留置三(四)腔气囊管的注意事项

管、胃囊管通畅,并分别做好标记,检查两气囊无漏气后抽尽囊内气体,备用。

（2）向病人解释,以消除恐惧、说明插管的目的,告知插管时配合方法,并给病人做深呼吸和吞咽示范动作。

（3）协助医师为病人做鼻腔、咽喉部麻醉,经鼻腔或口腔插管至胃内。将食管引流管、胃管连接负压吸引器或定时抽吸,观察出血是否停止,并记录引流液的性状、颜色及量。

（4）出血停止后,放松牵引,放出囊内气体,保留管道继续观察 24 小时,未再出血可考虑拔管,对昏迷病人可继续留置管道用于注入流质食物和药液。

（5）拔管前口服石蜡油 20～30ml。润滑黏膜和管、囊外壁,抽尽囊内气体,以缓慢、轻巧的动作拔管。气囊压迫一般以 3～4 日为限,继续出血者可适当延长。

（五）健康指导

1. 介绍病因　上消化道出血的临床过程及预后因引起出血的病因而异。

2. 介绍治疗　应帮助患者和家属掌握有关疾病的预防、治疗和护理知识,以减少再度出血的危险。

3. 饮食指导　注意饮食卫生和规律,进食营养丰富、易消化的食物,避免过饥或暴饮暴食,避免粗糙、刺激性食物,或过冷、过热、产气多的食物、饮料等,合理饮食是避免诱发上消化道出血的重要环节。

4. 生活指导　加强口腔护理,保持皮肤清洁,预防并发症。生活起居要有规律,劳逸结合,保持乐观情绪,保证睡眠,减少外部刺激,重者需卧床休息并注意保暖。应戒烟、戒酒,在医师指导下用药。

5. 特殊交代　指导患者及家属学会早期识别出血征象及应急措施,若出现呕血、黑粪或头晕、心悸等不适,立即卧床休息,保持安静,减少身体活动;呕吐时取侧卧位以免误吸;立即送医院治疗。

6. 复查指导　有呕血、黑粪、上腹不适应随时就诊。

(六)护理评价

患者出血停止,组织灌注恢复正常;无脱水征,生命体征恢复正常;恐惧感减轻;休息和睡眠充足,活动耐力增加或恢复至出血前的水平;患者活动时无晕厥、跌倒等意外发生;无窒息或误吸,食管胃底黏膜无糜烂、坏死。

(吴宇超　艾　莉)

第七节　肠　结　核

一、概述

肠结核(intestinal tuberculosis)是结核杆菌(tubercle bacillus)侵犯肠道引起的慢性特异性感染,过去在我国比较常见。随着人民生活水平的提高、卫生保健事业的发展及结核患病率的下降,本病亦逐渐减少。发病年龄为 2~72 岁,而以

21～40 岁最多,女性多于男性,约为 1.85∶1。根据大体形态学表现,肠结核可分为溃疡型、增殖型和混合型。绝大多数病例继发于肠外结核病,主要是肺结核。无肠外结核病灶者称原发性肠结核,约占肠结核的 10% 以下。

二、护理评估

(一)评估患者的健康史及家族史

询问患者既往身体状况,尤其是近期是否患有身体其他部位的结核病,或近期是否与结核患者接触过。

(二)临床症状的评估与观察

1. 评估患者腹痛的症状　有腹痛症状者占 95% 以上,疼痛性质一般为隐痛或钝痛,禁食易诱发或加重,出现腹痛与排便,排便后疼痛可有不同程度的缓解。

2. 评估患者腹泻与便秘的症状　腹泻常与腹痛相伴随。大便每日数次至数十次,半成形或水样,常有黏液,重症患者有广泛溃疡可有脓血便,量多,有恶臭味。常在清晨排便,故有"鸡鸣泻"之称。小肠结核如果病变广泛,可引起吸收不良而发生脂肪泻。无腹泻而只有便秘者约占 25%。腹泻与便秘交替常被认为是肠结核的典型症状。腹泻数日继而便秘,如此循环交替。

3. 评估患者有无腹部肿块　主要见于增殖型肠结核。溃疡型肠结核病有局限性腹膜炎,病变肠曲和周围组织黏膜连,或同时有肠系膜淋巴结结核,也可出现腹部肿块。

4. 评估患者的营养状况、有无营养障碍　因进食可诱发疼痛,患者常有食欲不振、畏惧进食,食量因而减少,肠管炎症引起的淋巴梗阻、淤胀,使肠局部蠕动异常,发生肠内容物淤滞,加之肠道菌群失调等因素干扰了食物的消化与吸收,甚至发生脂肪泻,从而体重下降,并有贫血等一系列营养障碍的表现。

5. 评估患者有无发热症状　溃疡型肠结核有结核毒血

症,表现为午后低热、不规则热、弛张热或稽留高热,体温多在38℃,伴有盗汗。增殖型肠结核可无发热或有时低热。

6. 评估患者有无肠外表现 可有倦怠、消瘦、苍白,随病程发展可出现维生素缺乏、脂肪肝、营养不良性水肿等表现。部分患者可出现活动性肺结核的临床表现。

7. 评估患者有无肠梗阻、肠出血、肠穿孔的症状 并发肠梗阻时有腹绞痛,常位于右下腹或脐周,伴有腹胀、肠鸣音亢进、肠型与蠕动波;并发肠穿孔时,由于病变周围多有组织黏膜连,弥漫性腹膜炎较少见。

（三）辅助检查评估

1. 血液检查 溃疡型肠结核可有中度贫血,无并发症时白细胞计数一般正常,90%的病例血沉明显增快。

2. 粪便检查 外观常为糊状不成形便,或有黏液,镜检见少量脓细胞或红细胞,潜血可呈弱阳性。

3. 纯化（结核）蛋白衍生物皮内试验（purified protein derivative test, PPD） 如为强阳性有助于本病的诊断。

4. X线检查 X线征象有:①肠蠕动过快,钡剂通过加速,有间歇性张力亢进,病变部位黏膜皱襞僵硬和增厚;②钡剂通过病变部位出现激惹现象,称为 Stierlin 征;③小肠有梗阻时有肠管扩张、钡剂排空延迟和分节现象,钡剂呈雪花样分布、边缘锯齿状;④盲肠不充盈,升结肠缩短;⑤盲肠部位扭曲,回盲瓣出现裂隙,回肠末端出现宽底三角形、底向盲肠,称为 Fleischner 征。

5. 内镜检查 内镜特征有:①回盲部为主;②肠黏膜充血、水肿;③环形溃疡、溃疡边缘呈鼠咬状;④大小、形态各异的炎性息肉,肠腔变窄;⑤病理检查可见干酪样坏死性肉芽肿或用抗酸染色法发现抗酸结核杆菌。

6. 结核菌素（简称结素）试验 目前通用的结素有两类。一是旧结素（OT）,是结核菌的代谢产物,由结核菌培养滤液制成,主要含结核蛋白。OT 抗原不纯可引起非特异反应。另一类是结核菌纯蛋白衍化物(PPD),是从旧结素滤液中提取结核蛋白精制而成,为纯结素,不产生非特异性反应,故临床上广泛使用。方法通常在左前臂屈侧中部皮内注射 0.1ml(5U),48～72 小时后测皮肤硬结直径。阴性＜5mm;弱阳性:5~9mm;阳性:10~19mm;强阳性＞20mm 或局部有水疱、坏死。

(四)心理 - 社会因素评估

1. 评估患者对肠结核的认识程度。

2. 评估患者心理承受能力、性格类型。

3. 评估患者是否缺少亲人及朋友的关爱。

4. 评估患者是否存在焦虑及恐惧心理。

5. 评估患者是否有经济负担。

6. 评估患者的生活方式及饮食习惯。

(五)腹部体征的评估

疼痛部位大多在右下腹部,也可在脐周、上腹或全腹部,因病变所在的部位不同而异。腹部肿块常位于右下腹,一般比较固定,中等质地,伴有轻度或中度压痛。

三、护理问题

1. 腹痛　由病变肠曲痉挛及蠕动增强所致。

2. 腹泻　由溃疡型肠结核所致肠功能紊乱所致。

3. 便秘　由肠道狭窄、梗阻或胃肠功能紊乱所致。

4. 体温过高　由结核毒血症所致。

5. 营养失调:低于机体需要量　由结核杆菌毒性作用、消化吸收功能障碍所致。

6. 有肛周皮肤完整性受损的危险　与腹泻有关。

7. 潜在的并发症:肠梗阻、肠穿孔　由溃疡愈合后或腹腔黏膜连后出现的瘢痕收缩所致。

8. 知识缺乏 缺乏结核病的预防及治疗知识。

9. 焦虑 由病程长、疗程长所致。

10. 活动无耐力 由肠结核引起的体质衰弱所致。

四、护理目标

1. 患者主诉腹痛缓解。

2. 患者主诉大便次数减少或恢复正常的排便。

3. 患者体温恢复正常。

4. 患者体重增加，或精神状况转好、面色红润。

5. 患者在住院期间肛周皮肤完整无破损。

6. 通过护士密切观察能够及早发现梗阻或穿孔症状和腹部体征，及时给予处理。

7. 患者在住院期间能够复述肠结核的预防、保健知识。

8. 患者焦虑程度减轻，能积极主动配合治疗。

9. 患者住院期间活动耐力不断增加。

五、护理措施

(一)一般护理

1. 为患者提供舒适安静的环境，嘱患者卧床休息，避免劳累。

2. 室内定时通风，保持空气清新，调节合适的温度湿度。

3. 患者大便次数多，指导患者保护肛周皮肤，每次便后用柔软的卫生纸擦拭，并用温水清洗，以软毛巾蘸干。避免用力搓擦，保持局部清洁干燥。如有发红，可局部涂抹鞣酸软膏或润肤油。

4. 对于便秘的患者应鼓励患者多饮水、定时如厕，养成规律排便的习惯；适量进食蔬菜水果，保持大便通畅。

(二)心理护理

1. 患者入院时主动接待，热情服务，向患者及家属介绍病房环境及规章制度,取得患者及家属的合作,消除恐惧心理。

2. 患者腹痛、腹泻时,应耐心倾听患者主诉,安慰患者,稳定患者情绪,帮助患者建立战胜疾病的信心。

3. 向患者讲解肠结核的相关知识,介绍各种检查的必要性、术前准备及术后注意事项,消除患者紧张、恐惧的心理,使其积极配合治疗。

(三)治疗配合

1. 注意观察患者腹痛的部位、性质、持续时间、缓解方式,腹部体征的变化,及时发现,避免肠梗阻、肠穿孔等并发症的发生。协助患者采取舒适的卧位。

2. 注意观察患者大便次数、性状、量的变化,以及有无黏液脓血,及时通知医生给予药物治疗。

3. 注意观察患者生命体征变化,尤其是体温的变化,遵医嘱给予物理及药物降温。

4. 评估患者营养状况,监测血电解质、血红蛋白及血清总蛋白、白蛋白变化,观察患者皮肤黏膜有无干燥、皮下脂肪厚度、皮肤弹性。

5. 指导患者合理选择饮食,并向患者及家属解释营养对肠结核的重要性,与其共同制订饮食计划,选用清淡易消化、高维生素、高蛋白、高热量的食物,腹泻患者应限制纤维素、乳制品及高脂食物的摄入,便秘患者则应适量增加纤维素的摄取。

6. 指导患者合理用药,观察用药后效果及不良反应。

7. 每周测体重1~2次。如有腹水每日测腹围一次。

(四)用药护理

1. 抗结核药(链霉素、异烟肼、利福平、乙胺丁醇、吡嗪酰胺等)　一般采用2~3种药物联合应用,用药时间2~3年。链霉素使用前应做皮试,抗结核药宜空腹服用,服药后可有恶心、呕吐、药疹等不良反应。以上药物存在肝毒性,应定期检查肝功能(表2-4)。

表2-4　抗结核药使用注意事项

抗结核药（链霉素、异烟肼、利福平、乙胺丁醇、吡嗪酰胺等）使用注意事项：
• 药物联合应用,强调早期、联合、适量、规律、全程化学治疗的重要性
• 用药时间长,2~3年
• 链霉素使用前应做皮试
• 抗结核药宜空腹服用,服药后可有恶心、呕吐、药疹等不良反应,以上药物存在肝毒性,应定期检查肝功能
• 检测有无不良反应
• 注意有无巩膜黄染、肝区疼痛、胃肠不适、眩晕、耳鸣等不良反应
• 切不可自行停药

2. 有计划、有目的地向患者及家属逐步介绍有关药物治疗的知识。

3. 强调早期、联合、适量、规律、全程化学治疗的重要性,使患者树立治愈疾病的信心,积极配合治疗。督促患者按医嘱服药、培养按时服药的习惯。

4. 解释药物不良反应时,重视强调药物的治疗效果,让患者认识到发生不良反应的可能性较小,以激励患者坚持全程治疗。

5. 嘱患者如出现巩膜黄染、肝区疼痛、胃肠不适、眩晕、耳鸣等不良反应时,应与医生联系,不可自行停药。

（五）健康教育

1. 向患者和家属讲解肠结核的保健知识,加强有关结核病的卫生宣教,肠结核患者的粪便要消毒处理,防止病原体传播。

2. 患者应保证充足的休息与营养,生活规律,劳逸结合,保持良好的心态,以增强机体抵抗力。

3. 指导患者坚持抗结核治疗,保证足够的剂量与疗程。定期复查。学会自我检测抗结核药物的作用和不良反应,如有异常,及时复诊。

4.肺结核患者不可吞咽痰液,应保持排便通畅。提倡用公筷进餐,牛奶应经过灭菌。

(吴宇超 艾 莉)

第八节 炎症性肠病

炎症性肠病(inflammatory bowel disease,IBD)一词专指病因未明的炎症性肠病(idiopathic inflammatory bowel disease),包括溃疡性结肠炎(ulcerative colitis,UC)和克罗恩病(Crohn's disease,CD)。IBD 的流行病学有两个明显的特征,一是发病率有明显的地域差异及种族差异,以北美、北欧最高,亚洲较低,同一地域的白种人明显高于黑种人、犹太人明显高于非犹太人;二是近几十年来,IBD 在世界范围内发病率有持续增高趋势。我国尚无流行病学研究报道。总的来说,UC 在我国较欧美国家少见,且病情一般较轻,但近年患病率似有增加,重症也有报道;CD 少见,但非罕见。IBD 发病高峰年龄为 15~25 岁,亦可见于儿童或老年,男女发病率无明显差异。

IBD 的病因和发病机制尚未完全明确,已知肠道黏膜免疫系统异常反应所导致的炎症过程在 IBD 发病中起重要作用,目前认为这是由多因素相互作用所致,主要包括环境、遗传、感染和免疫因素。

一、溃疡性结肠炎

(一)概述

溃疡性结肠炎(ulcerative colitis,UC)是一种病因不明的直肠和结肠慢性非特异性炎症疾病。病变主要限于大肠黏膜与黏膜下层。病变呈连续性,由远端向近端发展。主要症状有腹泻、黏液脓血便、腹痛和里急后重。病程漫长,病情轻重不一,常反复发作。本病可发生在任何年龄,多见于 20～40 岁。男女发病率无明显差别。

(二)护理评估

1. 评估患者的健康史　询问患者既往病史、身体状况、家族史、饮食不洁史及最近情绪变化情况。UC 的病因不明,但其发病可能与免疫、遗传、感染(尤其是痢疾杆菌或溶血组织阿米巴感染)、精神神经因素有关。目前大多数专家认为,UC 的发病既有自身免疫机制参与,也有遗传因素为背景,感染和精神因素为诱发因素。

2. 临床症状评估与观察

(1)评估患者腹泻的症状:黏液脓血便是本病活动期的重要表现。轻者每日排便 2～4 次,便血轻或无;重者每日 10～30 次,脓血明显,甚至大量便血。粪质与病情轻重有关,多数为糊状,重者可至血水样。

(2)评估患者腹痛的症状:腹痛多为左下腹或下腹的阵发性痉挛性绞痛,可涉及全腹。有疼痛 - 便意 - 便后缓解的规律,常有里急后重。如并发中毒性巨结肠或炎症波及腹膜,有持续性剧烈腹痛。

(3)评估患者有无消化道其他症状:患者还可有腹胀、食欲不振、恶心、呕吐的症状。

(4)评估患者有无发热的症状:急性期多出现发热。

(5)评估患者营养状况,有无营养障碍及电解质失衡　慢性腹泻、便血、纳差可致不同程度的营养不良,重症者可有毒血症及水电解质平衡失调、低蛋白血症、贫血等。

(6)评估患者有无肠外表现:UC 可伴有多种肠外表现,以关节疼为多,还有虹膜炎、口腔溃疡、皮下结节及红斑等。

3. 辅助检查评估

（1）血液检查：血红蛋白下降，中性粒细胞增多，血小板增多。血沉加快和 C 反应蛋白增高是活动期的标志。电解质紊乱，血清蛋白下降。

（2）粪便检查：肉眼见血、脓和黏液。但需排除感染性结肠炎，故需反复多次（至少连续 3 次）进行便培养、便找阿米巴、粪便集卵的检查。

（3）内镜检查：是本病诊断与鉴别诊断的最重要手段之一。内镜下可见病变黏膜充血水肿，粗糙呈颗粒状，质脆易出血。黏膜上有多发浅溃疡，散在分布，亦可融合，表面附有脓性分泌物。假性息肉形成，结肠袋变钝或消失。

（4）自身抗体检测：血外周型抗中性粒细胞胞质抗体（P-ANCA）是 UC 的相对特异性抗体。

（5）X 线钡剂灌肠检查：黏膜粗乱及颗粒样改变、多发性浅溃疡、结肠袋消失肠管呈铅管状。

4. 心理社会因素的评估

（1）评估患者对溃疡性结肠炎的认识程度。

（2）评估患者的人格类型及与人交往、沟通能力。

（3）评估患者有无焦虑及恐惧心理及现在的心理状态。

（4）评估患者是否对医疗费用担心。

（5）评估患者的生活方式及饮食习惯。

5. 腹部体征的评估　左下腹或全腹部常有压痛，伴有肠鸣音亢进，常可触及硬管状的降结肠或乙状结肠，提示肠壁增厚。病变范围广泛的急性活动期患者，可有腹肌紧张。轻型病例或在缓解期可无阳性体征。直肠指诊常有触痛，指套染血。

（三）护理问题

1. 腹泻　由炎症导致大肠黏膜对水钠吸收障碍以及结肠运动功能失常所致。

2．疼痛　腹痛由炎症波及腹膜或腹腔内脓肿形成、急性穿孔、部分或完全肠梗阻所致。

3．营养失调：低于机体需要量　由吸收障碍、腹泻、纳差、摄入量不足所致。

4．肛周皮肤完整性受损　由腹泻后肛周皮肤护理不当、皮肤营养状况差所致。

5．体温过高　由肠道炎症、继发感染所致。

6．活动无耐力　由营养不良、贫血所致。

7．(部分)生活自理能力缺陷　与腹泻所致体质虚弱及大量输液有关。

8．焦虑　由于治疗效果不理想、疾病反复发作所致。

9．有体液不足的危险　与肠道炎症致长期腹泻有关。

10．潜在并发症：中毒性巨结肠、直肠结肠癌变、肠梗阻　与重度溃疡性结肠炎有关。

(四)护理目标

1．患者大便次数减少，恢复正常的排便形态。

2．患者主诉腹痛减轻或缓解。

3．患者体重增加；无贫血现象或贫血症状得到改善；水、电解质平衡，无脱水征。

4．患者住院期间肛周皮肤完整无破损。

5．患者体温恢复正常；患者发热时能够得到护士有效的降温措施，舒适感增加。

6．患者主诉活动耐力逐渐增加，生活能够自理。

7．患者在卧床期间生活需要得到满足。

8．患者焦虑程度减轻，能积极主动配合治疗。

9．患者住院期间保证24小时机体需要量。

10．住院期间通过护士的密切观察，能够及早发现或避免并发症的发生。

（五）护理措施

1. 一般护理

（1）为患者提供舒适安静的环境，嘱患者多卧床休息，避免劳累。

（2）定时开窗通风，保持空气清新，控制人员探视，避免感染。

（3）正确指导患者食用质软、易消化、少纤维素又富含营养、有足够热量的饮食，避免食用冷饮、水果、多纤维的蔬菜及其他刺激性食物，忌食牛奶及乳制品。

2. 心理护理

（1）患者入院时热情主动接待，为患者及家属介绍病房环境、作息时间及规章制度。

（2）耐心倾听患者倾诉，安慰患者，稳定患者情绪，放松心态，帮助患者建立信心。

（3）为患者讲解所需各项检查的目的、术前准备及术后注意事项，减少患者对检查的恐惧。

3. 治疗配合

（1）观察患者的腹痛性质、部位、持续时间及大便的量、色、性质及次数。

（2）观察患者生命体征变化，尤其是体温的变化。

（3）评估患者营养状况及皮肤黏膜情况，观察电解质变化。

（4）急性期可予流食；待病情好转后改为高营养少渣低纤维饮食。病情严重者应禁食，并予全胃肠外营养（total parential nutrition, TPN）治疗。

（5）准确记录 24 小时出入量。观察患者进食情况，定期测体重，监测血红蛋白、血电解质和血清蛋白的变化。根据患者的身体状况，保证 24 小时机体需要量。

（6）基础护理，保持患者清洁，生活不能自理伴高热的患者注意皮肤的护理，避免压疮的发生。协助患者生活护理。腹泻严重者注意肛周皮肤的护理,可于便后用温水洗净,软毛巾蘸干。肛周有发红者可用鞣酸软膏涂抹,烤灯局部照射15~20分钟,每天2~3次。

(7)给予患者灌肠时需注意低压灌肠,并动作轻柔,必要时可选用吸痰管灌肠,避免肠穿孔。

(8)如病情恶化、毒血症明显、高热伴腹胀、腹部压痛、肠鸣音减弱或消失,或出现腹膜刺激征,提示有并发症应立即与医师联系协助抢救。

4. 用药护理

(1)氨基水杨酸制剂

1)柳氮磺氨吡啶:对磺氨过敏者慎用,长期服药可发生恶心、呕吐、药疹、药物热、白细胞减少等不良反应。服药期间应检查血象,肝、肾病患者慎用。

2)美沙拉嗪:过敏者禁用,检测肝、肾功能。服药时要整粒囫囵吞服,绝不可嚼碎或压碎。

(2)糖皮质激素:注意激素不良反应,不可随意停药,防止反跳现象。检测血象,预防感染。嘱患者饭后半小时服药,勿空腹服药,以免诱发或加重消化性溃疡,必要时遵医嘱给予保护胃黏膜的药物。

(3)免疫抑制剂:应用硫唑嘌呤或巯嘌呤时可出现骨髓抑制的表现,注意监测白细胞计数。饭后半小时服用,减轻消化道反应。治疗中监测肝功能。

5. 健康教育

(1)向患者及家属介绍溃疡性结肠炎诱因及保健知识,帮助患者养成良好的生活习惯。

(2)指导患者合理选择饮食,避免粗纤维多渣及辛辣生冷刺激性饮食,少食或不食牛奶或乳制品,减少肠道刺激。

(3)讲解用药的注意事项及不良反应,教会患者自我观察。

(4)指导患者放松自己、分散注意力的一些技巧,如听音乐,看报纸、杂志,参加一些力所能及的娱乐活动等。

(5)遵医嘱按时服药,如有病情变化及不适,及时来院就医。

（刘　芳　康　诚）

二、克罗恩病患者的护理

(一)概述

克罗恩病(crohn disease CD)又称局限性回肠炎、局限性肠炎、节段性肠炎和肉芽肿性肠炎,是一种原因不明的胃肠道慢性炎性肉芽肿性疾病。本病在整个胃肠道任何部位均可发病,多见于末端回肠和邻近结肠。病变呈节段性或跳跃性分布。临床表现以腹痛、腹泻、腹块、瘘管形成和肠梗阻为特点,且有发热、营养障碍等肠外表现。发病年龄多在15~30岁,但首次发作可出现在任何年龄组,男女患病率近似。

(二)护理评估

1. 评估患者的健康史　询问患者的既往身体状况、家族史及饮食不洁史。该病病因尚不明,可能为多种致病因素的综合作用,与免疫异常、感染和遗传因素较有关。

2. 临床症状评估与观察

(1)评估患者腹痛的症状:为最常见症状,因肠壁炎症、痉挛、狭窄所致。多呈部分性肠梗阻特征,阵发性绞痛,伴腹胀、腹鸣,进食加重,休息、饥饿或排便后减轻。

(2)评估患者腹泻的症状:大部分患者有腹泻症状。粪便多为糊状。一般无脓血及黏液。一般每日不超过2~6次,间断或持续发生。如下段结肠或直肠受累可有脓血及里急后重。

(3)评估患者有无腹部包块:约10%~20%的患者可见包块,为肠黏膜连、肠壁增厚、肠系膜淋巴结肿大、内瘘或脓肿形成所致,以右下腹、脐周多见。

（4）评估患者有无瘘管形成：见于半数病例，因病变溃疡穿壁形成。

（5）评估患者有无肛门直肠周围病变：见于半数病例，局部形成脓肿、窦道及瘘管，个别以肛门瘘管为第一征象。

（6）评估患者有无发热症状：多为低热或中度热，如继发感染或肠道炎症活动可出现弛张热或间歇热。

（7）评估患者营养状况，有无营养障碍：因慢性腹泻、纳差，可致不同程度的营养不良。

（8）评估患者有无肠外表现：见于20%病例，可有关节炎、结节性红斑、皮肤溃疡等表现。

3. 辅助检查的评估

（1）血液检查：贫血；活动期白细胞计数增高；血沉增快；血清蛋白下降；血抗酿酒酵母抗体（ASCA）是CD特异性抗体。

（2）粪便检查：可见红、白细胞；潜血阳性。

（3）X线及胃肠钡餐检查：X线表现为肠道炎症性病变；钡剂检查可有跳跃征或线样征。

（4）电子肠镜检查：内镜特征可包括：①右半结肠受累为主；②直肠通常正常；③节段性损害；④慢性穿壁性炎症。

4. 心理-社会因素的评估

（1）评估患者对克罗恩病的认识程度。

（2）评估患者的性格类型及与人交往、沟通能力。

（3）评估患者有无焦虑及恐惧心理。

（4）评估患者是否有医疗费用的担心。

（5）评估患者生活方式及饮食习惯。

5. 腹部体征的评估　腹痛多位于右下腹或脐周，间隙性发作，压痛明显。右下腹及脐周还可见腹部包块，固定的腹块提示内瘘形成。

（三）护理问题

1. 疼痛（腹痛）　由肠内容物通过炎症、狭窄肠段而引起的局部肠痉挛所致。

2. 腹泻 由病变肠段炎症渗出、蠕动增加及继发性吸收不良所致。

3. 营养失调: 低于机体需要量 由长期腹泻、吸收障碍所致。

4. 体温过高 由肠道炎症活动及继发感染所致。

5. 焦虑 由病情反复、迁延不愈所致。

6. 有体液不足的危险 与肠道炎症致长期腹泻有关。

7. 潜在并发症—肠梗阻 与溃疡局部充血、水肿有关。

(四)护理目标

1. 患者主诉疼痛减轻或缓解。

2. 患者主诉大便次数减少或恢复正常的排便。

3. 患者体重增加; 无贫血现象或贫血症状得到改善; 水、电解质平衡, 无脱水征。

4. 患者体温恢复正常。

5. 患者焦虑程度减轻, 能积极主动配合治疗。

6. 患者住院期间保证 24 小时机体需要量。

7. 住院期间通过护士的密切观察, 能够及早发现及避免并发症的发生。

(五)护理措施

1. 一般护理

(1)为患者提供舒适安静的环境, 嘱患者多休息, 避免劳累。

(2)定时室内通风, 保持空气清醒。

(3)腹泻次数多的患者, 指导患者肛周皮肤的护理, 清洁皮肤, 保持干燥, 便后可用柔软手纸擦拭; 如有发红, 可涂抹 10% 鞣酸软膏保护。

2. 心理护理

(1)患者入院时热情主动接待, 为患者及家属介绍病房环境及制度。

（2）患者腹痛、腹泻时，应耐心倾听患者主诉，安慰患者，稳定患者情绪，帮助患者建立信心。

（3）向患者讲解所需各项检查的目的、术前准备及术后注意事项，减少患者对检查的恐惧。

3. 治疗配合

（1）观察腹痛的部位、性质、持续时间，腹部体征的变化，及时发现、避免肠梗阻等并发症的发生。协助患者采取舒适体位。

（2）观察患者生命体征变化，尤其是体温变化，遵医嘱应用物理降温及药物降温。

（3）观察患者大便的量、色、性状及有无肉眼脓血和黏液，是否有里急后重等症状，及时通知医生给予药物治疗。

（4）评估患者营养状况，监测血电解质及血清蛋白变化，观察患者有无皮肤黏膜干燥、弹性差、尿少等脱水表现。

（5）指导患者合理选择饮食。一般给予高营养低渣饮食，适当给予叶酸、维生素 B_{12} 等多种维生素及微量元素。TPN仅用于严重营养不良、肠瘘及短肠综合征者，应用时间不宜过长。

（6）指导患者合理用药，观察用药后效果及不良反应。

4. 用药护理（表2-5）

5. 健康教育

（1）向患者及家属介绍克罗恩病的诱因及保健知识，帮助患者养成良好的生活习惯。

（2）指导患者合理选择饮食，避免粗纤维多渣及刺激性饮食。

（3）讲解用药的注意事项及不良反应，教会患者自我观察。

（4）嘱患者劳逸结合，放松心情，避免情绪激动。

（5）遵医嘱按时服药，如有病情变化及不适，及时来院就医。

表2-5 炎症性肠病用药护理

溃疡性结肠炎、克罗恩病常用药物护理

- 氨基水杨酸制剂

  柳氮磺氨吡啶：对磺氨过敏者慎用，长期服药可发生恶心、呕吐、药疹、药物热、白细胞减少等不良反应。服药期间应检查血象，肝、肾病患者慎用

  美沙拉嗪：过敏者禁用，检测肝、肾功能。服药时要整粒囫囵吞吸、绝不可嚼碎或压碎

- 糖皮质激素

  注意激素的不良反应，不可随意停药，防止反跳现象。检测血象，预防感染。嘱患者饭后半小时服药，勿空腹服药、以免诱发或加重消化性溃疡，必要时遵医嘱给予保护胃黏膜的药物

- 免疫抑制剂

  应用硫唑嘌呤或巯嘌呤时可出现骨髓抑制的表现，注意监测白细胞计数。饭后半小时服用，减轻消化道反应、治疗中监测肝功能

- 抗菌药物

  某些抗菌药物如甲硝唑、喹诺酮类药物应用于本病有一定疗效。多在饭后半小时服用，与调节肠道菌群的药物如双歧三联活苗(培菲康)、整肠生等分开24时服用。注意恶心、呕吐等消化道不良反应

- 抗TNF-α单克隆抗体(英夫利昔单抗)

  为促炎性细胞因子的拮抗剂，对传统治疗无效的活动性克罗恩病有效，用药期间注意监测肝功能和血象

（刘 芳 刘佳丽）

第九节 肠易激综合征

肠易激综合征（irritable bowel syndrome，IBS）是一种以腹痛或腹部不适伴排便习惯改变为特征的功能性肠病，经检查排除可引起这些症状的器质性疾病。本病是最常见的一种功能性肠道疾病，患者以中青年居多，50 岁以后首次发病少见。男女比例约 1∶2。

一、常见病因

本病病因尚不清楚，与多种因素有关。目前认为，IBS 的病理生理学基础主要是胃肠动力学异常和内脏感觉异常，而造成这些变化的机制则尚未阐明。肠道感染后和精神心理障碍是 IBS 发病的重要因素。

二、临床表现

起病隐匿，症状反复发作或慢性迁延，病程可长达数年至数十年，但全身健康状况却不受影响。精神、饮食等因素常诱使症状复发或加重。最主要的临床表现是腹痛与排便习惯和粪便性状的改变。

（一）症状

1. 腹痛　以下腹和左下腹多见，多于排便或排气后缓解，睡眠中痛醒者极少。

2. 腹泻　一般每日 3～5 次，少数严重发作期可达十数次。大便多呈稀糊状，也可为成形软便或稀水样，多带有黏液；部分患者粪质少而黏液量很多，但绝无脓血。排便不干扰睡眠。部分患者腹泻与便秘交替发生。

3. 便秘排便困难，粪便干结、量少，呈羊粪状或细杆状，表面可附黏液。

4. 其他消化道症状　多伴腹胀感,可有排便不净感、排便窘迫感。部分患者同时有消化不良症状。

5. 全身症状　相当部分患者可有失眠、焦虑、抑郁、头晕、头痛等精神症状。

(二)体征

无明显体征,可在相应部位有轻压痛,部分患者可触及腊肠样肠管,直肠指检可感到肛门痉挛、张力较高,可有触痛。

三、治疗原则

主要是积极寻找并去除促发因素和对症治疗,强调综合治疗和个体化的治疗原则。

(一)一般治疗

详细询问病史以求发现促发因素,并设法予以去除。告知患者 IBS 的诊断并详细解释疾病的性质,以解除患者顾虑和提高对治疗的信心,是治疗最重要的一步。教育患者建立良好的生活习惯。饮食上避免诱发症状的食物,一般而言宜避免产气的食物如乳制品、大豆等。高纤维食物有助改善便秘。对失眠、焦虑者可适当给予镇静药。

(二)针对主要症状的药物治疗

1. 胃肠解痉药抗胆碱药物可作为缓解腹痛的短期对症治疗使用。

2. 止泻药洛哌丁胺或地芬诺酯止泻效果好,适用于腹泻症状较重者,但不宜长期使用。

3. 对便秘型患者酌情使用泻药,宜使用作用温和的轻泻剂以减少不良反应和药物依赖性。

4. 抗抑郁药对腹痛症状重、上述治疗无效且精神症状明显者可适用。

5. 其他肠道菌群调节药如双歧杆菌、乳酸杆菌、酪酸菌等制剂,可纠正肠道菌群失调,据报道对腹泻、腹胀有一定疗效,但确切临床疗效尚待证实。

(三)心理和行为疗法

症状严重而顽固,经一般治疗和药物治疗无效者应考虑予以心理行为治疗,包括心理治疗、认知疗法、催眠疗法和生物反馈疗法等。

四、护理

(一)评估

1. 一般情况　病人的年龄、性别、职业、婚姻状况、健康史、心理、既往史,饮食习惯等。

2. 身体状况　主要是评估腹部不适的部位、性状、时间等;了解腹泻的次数、性状、量、色、诱因及便秘的情况。

(二)护理要点及措施

1. 饮食的护理　IBS 不论哪种类型都或多或少与饮食有关,腹泻为主型 IBS 病人 80% 的症状发作与饮食有密切的相关性。因此,应避免食用诱发症状的食物,因个人而异,通常应避免产气的食物,如牛奶、大豆等。早期应尽量低纤维素饮食,但便秘型病人可进高纤维素饮食,以改善便秘症状。

2. 排便及肛周皮肤护理　可以通过人为干预,尽量改变排便习惯。对于腹泻型病人,观察粪便的量、性状、排便次数并记录。多卧床休息,少活动。避免受凉,注意腹部及下肢保暖。做好肛门及周围皮肤护理,便后及时用温水清洗,勤换内裤,保持局部清洁、干燥。如肛周皮肤有淹红、糜烂,可使用抗生素软膏涂擦,或行紫外线理疗。对于便秘型病人可遵医嘱给予开塞露等通便药物。

3. 心理护理　IBS 多发生于中青年,尤以女性居多。多数病人由于工作、家庭、生活等引起长期而过度的精神紧张,因此应该给予患者更多的关怀,自入院始尽可能给予他们方便,使他们对新的环境产生信任感和归属感。在明确诊断后更要耐心细致的给他们讲解病情,使他们对所患疾病有深刻的认识,避免对疾病产生恐惧,消除紧张情绪。耐心细致的讲解,也会使病人产生信任感和依赖感,有利于病情缓解。

(三)健康教育

1. 指导患者应保持良好的精神状态,注意休息,适当运动(如散步、慢跑等),以增强体质,保持心情舒畅。

2. 纠正不良的饮食及生活习惯,戒除烟酒,作息规律,保证足够的睡眠时间,睡前温水泡足,不饮咖啡、茶等兴奋性的饮料。

3. 如再次复发时应首先通过心理、饮食调整。效果不佳者应到医院就诊治疗。

(刘　芳　胡晓丽)

第十节　缺血性肠炎

一、概述

缺血性肠炎(ischemic colitis)是由于肠道血液供应不足或回流受阻致肠壁缺氧损伤所引起的急性或慢性炎症性病变,轻者仅损伤黏膜,重者全层肠壁受累。病变呈节段性分布。临床主要表现为腹痛和便血。本病多见于 50 岁以上的中老年人,常患有心血管方面的原发病,男女发病比例约 2:1,女性多于男性。

二、护理评估

(一)健康史的评估

询问患者既往病史及起病原因,本病多见于 50 岁以上的中老年人,常伴有动脉粥样硬化等血管因素的疾病,本病多见于各种原因引起的肠道梗阻、肠管狭窄、肠腔压力增高、肠管蠕动增强及不适当饮食刺激、应激均可导致,评估患者的饮食习惯、睡眠情况、服药史。

(二)临床症状评估与观察

1. 评估患者的腹痛症状　90% 以上的患者出现腹痛,本病腹痛主要位于中下腹或左侧腹部,呈突发性绞痛或持续性剧痛,进食后可加重,也可在睡眠中突发,因平卧时血压降低,肠系膜血流减少而加重肠缺血。

2. 评估患者便血情况　急性肠缺血者便血一般出现在腹痛 24 小时后。轻者黑粪或大便中带有鲜血;重者为血水样便,甚至鲜血便。慢性肠缺血者在不进食或进食少时腹痛不明显,少见便血,常伴腹胀。

3. 评估患者腹泻的程度　腹泻由大量肠液渗出、肠蠕动过快引起。腹泻次数在 3～20 次不等。

4. 评估患者有无发热　多为中度热。是由于坏死物质吸收、肠道细菌的侵袭和炎性介质的释放引起。并发全身感染时,体温可超过 39℃。

5. 评估患者有无其他消化系统症状　如腹胀、恶心、呕吐等。

(三)辅助检查的评估

1. 血液检查血白细胞增高、血沉加快。

2. 粪便检查　可见红、白细胞,潜血阳性,便培养无致病菌生长。

3. 电子肠镜检查　可见黏膜轻度、非特异性炎症或多发性溃疡或有血痂。为本病早期诊断的关键。

4. X 线及钡灌肠检查 腹平片可见局限性痉挛,随后肠腔积气、节段性扩张,病变结肠袋消失,但无特异性。一部分可见类似小肠 Kerckring 皱襞样的横嵴,为本病特征性 X 线征象之一。钡灌肠急性期特征性表现为指压痕。

5. 血管造影 炎症部位的毛细血管增生,造影剂漏出以及大肠的营养血管的分布和吻合异常、缺损等可认为是大肠缺血的间接征象。

6. 超声检查 早期可见肠壁增厚,后期出现肠腔狭窄。

(四)心理社会因素的评估

1. 评估患者对缺血性肠炎的认识程度。

2. 评估患者的性格类型及与人交往、沟通能力。

3. 评估患者现在的心理状态,有无焦虑及恐惧。

4. 评估患者是否有医疗费用的担心。

5. 评估患者的生活方式及饮食习惯。

(五)腹部体征的评估

腹部压痛,以左髂窝和盆腔部位明显。如有肌紧张、反跳痛提示出现坏疽。腹膨隆可两侧不对称,听诊时左右肠鸣音可不一致,缺血部位的肠鸣音明显减弱或消失。肛门指诊直肠周围明显压痛,指套血染。

三、护理问题

1. 疼痛 腹痛由肠壁缺血、肠肌痉挛所致。

2. 有体液不足的危险 与肠缺血坏死、肠蠕动过快所致腹泻便血、体液丢失有关。

3. 活动无耐力 由腹泻、便血引起贫血所致。

4. 体温过高 由坏死物质吸收、肠道细菌侵袭和炎性介质的释放所致。

5. 腹泻 由肠缺血坏死、肠蠕动过快所致。

四、护理目标

1. 患者主诉疼痛减轻或缓解。

2. 患者住院期间保证 24 小时机体需要量。

3. 患者住院期间活动耐力逐渐增加，生活能够自理。

4. 患者体温恢复正常，患者发热时能够得到护士有效的降温措施，舒适感增加。

5. 患者主诉血便次数减少或恢复正常排便。

五、护理措施

（一）一般护理

1. 为患者建立安静环境，采取舒适体位，多卧床休息，贫血患者应尽量减少下床。

2. 腹泻次数多的患者，指导患者肛周皮肤的护理，避免发红。

（二）心理护理

1. 患者入院时热情主动接待，为患者及家属介绍病房环境、作息时间及规章制度。

2. 耐心倾听患者主诉，安慰患者，稳定患者情绪。

3. 突发的腹痛便血会给患者带来紧张、恐惧的情绪。应多巡视病房，关心患者，安抚患者的紧张情绪，减轻因紧张造成的血压升高，加重病情。

4. 向患者讲解所需各项检查的目的、检查前准备及检查后注意事项，减少患者对检查的恐惧。

（三）治疗配合

1. 密切观察患者生命体征及腹部体征变化。如有肌紧张、反跳痛提示出现肠道坏疽。体温高者可遵医嘱应用物理降温和药物降温。定期测量血压、有异常及时告知医生。

2. 准确记录 24 小时出入量。监测患者血红蛋白及电解质变化，保持水、电解质平衡。

3. 观察大便的量、色、质及次数,恢复期患者应预防便秘。

4. 腹痛明显者可遵医嘱应用镇静、止痛药,慎用解痉、止泻药。

（四）用药护理

1. 主要用药是抗生素和改善微循环、扩张血管的药物。应用抗生素时,要询问有无过敏史,密切观察患者用药后的反应。用扩张血管的药物时,应根据患者的身体状况及药物性质、调节静脉滴注速度、监测血压。注意配伍禁忌。

2. 观察用药后作用及不良反应。

（五）健康教育

1. 饮食　定时定量,不要暴饮暴食,多吃清淡饮食,避免油腻、辛辣、过冷、刺激性食物。吃营养高含膳食纤维多的饮食。

2. 戒烟限酒。

3. 保持乐观情绪,注意休息,劳逸结合。

4. 治疗原发病,控制血压。

5. 注意观察大便,有异常及时来院检查。

6. 出院后及时遵医嘱服药,如有不适及时就医。

（刘　芳　吴宇超）

第十一节　胃　　癌

胃癌（gastric cancer）是人类最常见的恶性肿瘤之一,居消化道肿瘤的首位,在所有肿瘤中居第二位。男性胃癌的发病率与死亡率均高于女性,男女之比约为2∶1。发病年龄以中老年居多,高发年龄为55～70岁。一般而言,有色人种比白种人易患本病。我国的发病率以西北地区发病率最高,中南和西南地区则较低。全国平均年死亡率约为16/10万。

一、病因及发病机制

胃癌的发生是一个多步骤、多因素、进行性发展的过程。正常情况下,胃黏膜上皮细胞的增殖和凋亡之间保持动态平衡。这种平衡的维持有赖于癌基因、抑癌基因及一些生长因子的共同调控。多种因素共同影响上述平衡的维持、参与胃癌的发生,一般认为其产生与以下因素有关。

(一)环境和饮食因素

不同国家和地区发病率的明显差异,说明本病与环境因素有关。流行病学研究结果表明,长期食用霉变粮食、咸菜、烟熏腌制食品以及过多摄入食盐,可增加胃癌发生的危险性。长期食用含硝酸盐较高的食物后,硝酸盐可在胃内受细菌硝酸盐还原酶的作用形成亚硝酸盐,再与胺结合形成致癌的亚硝胺。高盐饮食致胃癌危险性增加的机制尚不清楚,可能与高浓度盐造成胃黏膜损伤,使黏膜易感性增加而协同致癌作用有关。

(二)幽门螺杆菌感染

1994 年 WHO 宣布幽门螺杆菌是人类胃癌的 I 类致癌原,其诱发胃癌的可能机制有:幽门螺杆菌导致的慢性炎症有可能成为一种内源性致突变原;幽门螺杆菌是一种硝酸盐还原剂,具有催化亚硝化作用而起致癌作用;幽门螺杆菌的某些代谢产物促进上皮细胞变异。

(三)遗传因素

胃癌发病具有明显的家族聚集倾向,家族发病率高于人群 2~3 倍,一般认为遗传因素使致癌物质对易感者更易致癌。

(四)癌前状态

胃癌的癌前状态分为癌前疾病和癌前病变。前者是指与胃癌相关的胃良性疾病,有发生胃癌的危险性,如慢性萎缩性胃炎、胃息肉、残胃炎、胃溃疡;后者是指较易转变为癌组织的病理学变化,如肠型化生和异型增生。

二、病理

胃癌可发生于胃的任何部位,但半数以上发生在胃窦部、胃小弯及前后壁,其次是贲门部,胃体相对少见。根据癌肿侵犯胃壁的程度,可分为早期和进展期胃癌。早期胃癌是指癌组织浸润深度仅限于黏膜或黏膜下层,不论其有无局部淋巴结转移。进展期胃癌深度超过黏膜下层,已侵入肌层者称中期,侵及浆膜层或浆膜层外者称为晚期胃癌。在临床上进展期胃癌较多见,根据其形态类型又分为4型,即:Ⅰ型,又称息肉型,最少见;Ⅱ型,又称溃疡型,较常见;Ⅲ型,又称溃疡浸润型,最常见;Ⅳ型,又称弥漫浸润型,少见。胃癌有直接蔓延、淋巴结转移、血行播散和种植转移四种扩散方式,其中淋巴结转移最常见。

三、临床表现

(一)早期胃癌

早期多无症状和明显体征,或仅有一些非特异性消化道症状。

(二)进展期胃癌

1. 症状 上腹痛为最早出现的症状,同时伴有食欲缺乏、厌食、进行性体重下降。腹痛可急可缓,开始仅有上腹饱胀不适,餐后加重,继之有隐痛不适,偶呈节律性溃疡样疼痛,但不能被进食和服药缓解。患者常有早饱感和软弱无力。早饱感或呕吐是胃壁受累的表现。胃癌可并发出血、贲门或幽门梗阻、穿孔等,当发生并发症或转移时可出现一些特殊症状,例如贲门癌累及食管下段时可出现吞咽困难;并发幽门梗阻时出现严重恶心、呕吐;溃疡型胃癌出血时可引起呕血或(和)黑便,继之贫血;转移至肝可引起右上腹痛、黄疸和(或)发热;侵及胰腺时则会出现背部放射性疼痛等。

2. 体征 主要体征为腹部肿块,多位于上腹部偏右,有压痛。转移至肝时可出现肝大,并扪及坚硬结节,常伴黄疸,至出现腹水。腹膜有转移时也可发生腹水,出现移动性浊音。有远处淋巴结转移时可触到质硬而固定的 Virchow 淋巴结。直肠指诊时在直肠膀胱间凹陷可触及一板样肿块。

3. 伴癌综合征　某些胃癌患者可出现伴癌综合征,包括反复发作的表浅性血栓静脉炎(Trousseau 征)及过度色素沉着、黑棘皮病(皮肤皱褶处有色素沉着,尤其在两腋下)和皮肌炎等,可有相应的体征,有时可在胃癌被察觉前出现。

四、辅助检查

(一)血常规

多数患者有缺铁性贫血。

(二)大便隐血试验

持续阳性有辅助诊断意义。

(三)X 线钡餐检查

早期胃癌 X 线检查可表现为小的充盈缺损或小的不规则的龛影。进展期胃癌的 X 线诊断率可达 90% 以上。息肉型胃癌表现为较大而不规则的充盈缺损;溃疡型胃癌表现为龛影位于胃轮廓之内,边缘不整齐,周围黏膜僵直,蠕动消失、并见皱襞中断现象;溃疡浸润型胃癌表现为胃壁僵直;弥漫浸润型胃癌表现为蠕动消失,胃腔狭窄。

(四)纤维胃镜和黏膜活组织检

胃镜直视下可观察病变部位、性质,并取黏膜做活组织检查,是目前最可靠的诊断手段。早期胃癌可表现为小的息肉样隆起或凹陷;进展期胃癌可表现为肿瘤表面多凹凸不平、糜烂,有污秽苔,活检易出血;也可呈深大溃疡,底部覆有污秽灰白苔,溃疡边缘呈结节状隆起,无聚合皱襞,病变处无蠕动。

五、处理要点

(一)手术治疗

外科手术切除加区域淋巴结清扫是目前唯一有可能根治胃癌的方法。对胃癌患者,如无手术禁忌证或远处转移,应尽可能手术切除。

(二)胃镜下治疗

对早期胃癌可在胃镜下行高频电凝切除术、激光或微波凝固及光动力治疗等,因早期胃癌可能有淋巴结转移,所以胃镜下治疗不如手术可靠。

(三)化学治疗

有转移淋巴结癌灶的早期胃癌及全部进展期胃癌均需辅以化疗,在术前、术中及术后使用,以使癌灶局限、消灭残存癌灶及防止复发和转移。晚期胃癌化疗主要是缓解症状,改善生存质量及延长生存期,常用药物有氟尿嘧啶(5-FU)、丝裂霉素(MMC)、替加氟(FT-207)、阿霉素(ADM)等。

(四)支持治疗

应用高能量静脉营养疗法可以增强患者的体质,使其能耐受手术和化疗;使用对胃癌有一定作用的生物制剂,如香菇多糖、沙培林等,可提高患者的免疫力。

六、常见护理诊断及医护合作性问题

1. 疼痛　与癌细胞浸润有关。

2. 营养失调:低于机体需要量　与胃癌造成吞咽困难、消化吸收障碍等有关。

3. 有感染的危险　与化疗致白细胞减少、免疫功能降低有关。

4. 活动无耐力　与疼痛及患者机体消耗有关。

5. 潜在并发症:出血、梗阻、穿孔。

七、护理措施

（一）一般护理

1. **休息与活动**　轻症患者可适当参加日常活动、进行身体锻炼，以不感到劳累、腹痛为原则。重症患者应卧床休息，给予适当体位，避免诱发疼痛。

2. **饮食护理**　供给患者足够的蛋白质、碳水化合物和丰富维生素食品，保证足够热量。以改善患者的营养状况。让患者了解充足的营养支持对机体恢复有重要作用，对能进食者鼓励其尽可能进食易消化、营养丰富的流质或半流质饮食。对食欲缺乏者，应为患者提供清洁的进食环境，选择适合患者口味的食品和烹调方法，并注意变换食物的色、香、味，以增进食欲。定期测量体重，监测人血白蛋白和血红蛋白等营养指标以监测患者的营养状态。

3. **静脉营养支持**　对贲门癌有吞咽困难者和中、晚期患者应遵医嘱静脉输注高营养物质，以维持机体代谢需要，提高患者免疫力。幽门梗阻时，应立即禁食，行胃肠减压，同时遵医嘱静脉补充液体。

（二）病情观察

1. **疼痛的观察与处理**　观察疼痛特点，注意评估疼痛的性质、部位，是否伴有严重的恶心和呕吐、吞咽困难、呕血及黑便等症状。如出现剧烈腹痛和腹膜刺激征，应考虑发生穿孔的可能性，及时协助医师进行有关检查或手术治疗。教会患者一些放松和转移注意力的技巧，减少对患者不良的心理和生理刺激，有助于减轻疼痛。疼痛剧烈时，可腹部热敷、针灸止痛，必要时根据医嘱采用药物止痛或患者自控镇痛（PCA）法进行止痛。

2. **监测患者的感染征象**　密切观察患者的生命体征及血常规检查的改变，询问患者有无咽痛、尿痛等不适，及时发现感染迹象并协助医师进行处理。病房应定期消毒,减少探视,保持室内空气新鲜;严格遵循无菌原则进行各项操作,防止交叉感染。协助患者做好皮肤、口腔护理,注意会阴部及肛门的清洁,减少感染的机会。

（三）用药护理

1. 化疗药物　遵医嘱进行化学治疗,以抑制和杀伤癌细胞,注意观察药物的疗效及不良反应。

2. 止痛药物　遵循 WHO 推荐的三阶梯疗法,遵医嘱给予相应的止痛药。

（四）心理护理

患者在知晓自己的诊断后,预感疾病的预后不佳而表现愤怒或逃避现实,甚至绝望的心理。护理人员应与患者建立良好的护患关系,利用倾听、解释、安慰等技巧与患者沟通,表示关心与体贴,并及时取得家属的配合,以避免自杀等意外的发生。对于化疗所致的脱发以及疾病晚期的患者,应注意尊重患者,维护患者的尊严,认真听取患者有关自身感受的叙述,并给予支持和鼓励,耐心为患者作处置,以稳定患者的情绪。同时介绍有关胃癌治疗进展信息,提高患者治疗的信心;指导患者保持乐观的生活态度,用积极的心态面对疾病,树立战胜疾病、延缓生命的信心。另外,协助患者取得家庭和社会的支持,对稳定患者的情绪,也有不可忽视的作用。

（五）健康指导

1. 疾病预防指导　开展卫生宣教,提倡多食富含维生素 C 的新鲜水果、蔬菜,多食肉类、鱼类、豆制品和乳制品;避免高盐饮食,少进咸菜、烟熏和腌制食品;食品贮存要科学,不食霉变食物。有癌前状态者,应定期检查,以便早期诊断及治疗。

2. 生活指导　指导患者运用适当的心理防卫机制,保持良好的心理状态,以积极的心态面对疾病。指导患者有规律生活,保证充足的睡眠,根据病情和体力,适量活动、增强机体抵抗力。注意个人卫生,特别是体质衰弱者,应做好口腔、皮肤黏膜的护理,防止继发性感染。

3. 疾病及用药指导　教会患者及家属如何早期识别并发症,及时就诊。指导患者合理用药,向患者说明疼痛发作时不能完全依赖止痛药,以免成瘾,而应发挥自身积极的应对能力,定期复诊,以监测病情变化和及时调整治疗方案。

（吴宇超）

第十二节　结、直肠癌

一、结肠癌

结肠癌(colon cancer)是消化道常见的恶性肿瘤,好发年龄41～50岁。近年来,我国尤其是大都市,发病率明显上升,且有超过直肠癌的趋势。

（一）病因及发病机制

病因尚不清楚,可能与下列因素有关。

1. 饮食和运动　摄入过多含动物脂肪和动物蛋白食物,缺少新鲜的蔬菜和纤维素食品;缺乏适度的体力活动,导致肠的蠕动功能下降,肠道菌群改变,肠道中胆酸和胆盐含量增加,以至引起或加重肠黏膜损害。

2. 遗传易感性　有些疾病已被公认为癌前期疾病,如家族性肠息肉;溃疡性结肠炎、结肠腺瘤及结肠血吸虫病肉芽肿,与结肠癌发病有较密切的关系。

（二）病理和分期

1. 根据肿瘤的大体形态分类

（1）肿块型:肿瘤向肠腔生长,易发生溃疡。恶性程度较低,转移较晚。好发于右侧结肠,尤其是回盲部。

（2）浸润型：肿瘤沿肠壁呈环状浸润，易致肠腔狭窄或梗阻转移较早。好发生于左侧结肠，特别是乙状结肠。

（3）溃疡型：肿瘤向肠壁深层生长并向四周浸润；早期可有溃疡，边缘隆起，中央凹陷表面糜烂、易出血、感染或穿孔转移较早，恶性程度高，是结肠癌最常见类型。

显微镜下组织学分类较常见的是：①腺癌，占结肠癌的大多数。②黏液癌，预后较腺癌差。③未分化癌，预后最差。

2. 临床病理分期　结肠癌的分期普遍采用 Dukes 法。

A 期：癌肿局限于肠壁，可分为三个分期：A_1 癌肿侵及黏膜或黏膜下层；A_2 癌肿侵及肠壁浅肌层；A_3 癌肿侵及肠壁深肌层。

B 期：癌肿穿透肠壁或侵及肠壁外组织、器官，尚可整块切除，无淋巴结转移。

C 期：癌肿侵及肠壁任何一层、但有淋巴结转移。

D 期：有远处转移或腹腔转移，或广泛侵及邻近器官无法切除。

3. 扩散和转移方式　结肠癌主要转移途径是淋巴转移。首先转移到结肠壁和结肠旁淋巴结，再到肠系膜血管周围和肠系膜血管根部淋巴结。血行转移多见于肝，其次为肺、骨等。结肠癌也可直接浸润邻近器官和腹腔种植。

（三）临床表现

结肠癌早期多无明显症状，随着病程的发展可出现一系列症状。

1. 排便习惯与粪便性状的改变　常是最早出现的症状。多表现为排便次数增多、腹泻、便秘、便中带血、脓或黏液。

2. 腹痛　也是早期症状之一，常为持续性的定位不清的隐痛，或为腹部不适或腹胀感，出现肠梗阻时则腹痛加重或为阵发性绞痛。

3. 腹部肿块　多为肿瘤本身，也可能为梗阻近侧肠腔内的积粪。肿块多为坚硬，呈结节状。若癌肿穿透肠壁并发感染，肿块固定，且有明显压痛。其中横结肠癌和乙状结肠癌的肿块可有一定活动度。

4. **肠梗阻** 一般属结肠癌的晚期症状，多表现为慢性低位不完全性肠梗阻，主要表现是腹胀和便秘，腹部胀痛或阵发性绞痛。若发生完全性梗阻，症状加剧。

5. **全身表现** 因慢性失血、癌肿溃烂、感染、毒素吸收等，患者可出现贫血、消瘦、乏力、低热等。晚期可出现恶病质。

由于癌肿病理类型和部位不同，临床表现也各异。一般右侧结肠癌以全身症状、贫血、腹部肿块为主要表现；左侧结肠癌则以肠梗阻、腹泻、便秘、便血等症状为显著。

（四）辅助检查

1. **大便潜血试验** 结肠癌早期可有少量出血，故便潜血试验多阳性。

2. **内镜检查** 乙状结肠镜或纤维结肠镜检查可直视病灶并取活组织作病理学检查，是诊断结肠癌最有效、可靠的方法。

3. 影像学检查

（1）X线钡剂灌肠或气钡双重对比造影检查：可观察结肠运动和显示结肠内的异常形态。

（2）B超和CT：可提示腹部肿块、腹腔内肿大淋巴结及有无肝内转移等。

4. **血清癌胚抗原（CEA）测定** 诊断特异性不高，但对判断患者预后、疗效和复发起一定作用。

（五）处理原则

结肠癌早期症状不明显，易被忽视。为达到早期诊断目的，应重视对高危人群和疑为结肠癌者的监测。凡40岁以上有以下任一表现者应列为高危人群：①Ⅰ级亲属有结肠癌史者。②有癌症史或肠道腺瘤或息肉病史。③大便隐血试验阳性者。④以下表现具两项以上者：黏液血便、慢性腹泻、慢性便秘及慢性阑尾炎史等。对此组高危人群或对疑为结肠癌者,应行进一步的辅助检查。结肠癌的治疗是以手术切除为主的综合治疗。

(一)结肠癌根治性手术

术式包括右半结肠切除术、横结肠切除术、左半结肠切除术及乙状结肠切除术(图 2-7)。

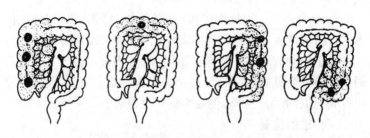

图 2-7　结肠癌根治术切除范围示意图

(二)结肠癌并发急性肠梗阻的手术

左半结肠癌发生梗阻是右半结肠的 9 倍。右半结肠癌梗阻较适合作一期切除肠吻合术;若患者全身情况差,可先行切除肿瘤、肠道造瘘或短路手术;待病情稳定后,再行二期手术,分期手术常适用于左半结肠癌致完全性肠梗阻的患者。

(三)化学药物治疗

是根治性手术的辅助治疗方法,能提高患者的 5 年生存率。目前,常采用以氟尿嘧啶为基础的联合化疗方案。

(吴宇超)

二、直肠癌

直肠癌(carcinoma of rectum)是乙状结肠直肠交界处至齿状线之间的恶性肿瘤,是消化道常见的恶性肿瘤之一。直肠癌发病率仅次于胃癌,我国发病率以 45 岁左右为中位数,青年人发病率有上升趋势。

（一）病因和病理

1. 病因　直肠癌的发病原因尚不清楚,可能的相关因素包括饮食及致癌物质,直肠慢性炎症,遗传易感性,以及癌前期疾病如家族性肠息肉病、直肠腺瘤,尤其是绒毛状腺瘤。

2. 大体分型　根据大体形态可分为:①肿块型（菜花型）,肿瘤向肠腔生长,浸润浅表而局限,预后较好。②溃疡型,多见,占50%以上。肿瘤向肠壁深层生长并向四周浸润,易出血、感染或穿孔,转移较早。③浸润型,肿瘤沿肠壁呈环状浸润,易致肠腔狭窄或梗阻转移较早,预后差。

3. 组织学分类　腺癌占75%～85%,黏液腺癌占10%～20%,未分化癌易侵入小血管和淋巴管,预后最差,其他有鳞状细胞癌、印戒细胞癌等。

4. 临床病理分期　直肠癌的分期也是采用Dukes法。

5. 扩散和转移方式　主要包括①直接浸润;②淋巴转移,是直肠癌主要的转移途径。

（二）临床表现

直肠癌早期多无明显症状,易被忽视。随着病程的发展,肿瘤增大、发生溃疡或感染,才出现明显症状。

1. 直肠刺激症状　频繁便意,排便习惯改变;便前肛门有下坠感、里急后重、排便不尽感;晚期有下腹痛。

2. 肠腔狭窄症状　癌肿侵犯致肠腔狭窄,大便变形,便条变细。若肠管发生部分梗阻。可表现为腹痛、腹胀、肠鸣音亢进等不完全性肠梗阻症状。

3. 癌肿破溃感染症状　大便表面带血及黏液,至脓血便。血便是直肠癌最常见的症状。

4. 其他症状　癌肿侵犯前列腺、膀胱,可出现尿频、尿痛、血尿。癌肿侵及骶前神经,可发生骶尾部持续性剧烈疼痛。晚期出现肝转移时,可出现腹水、肝大、黄疸、贫血、消瘦、水肿、恶病质等症状。

（三）辅助检查

1. 大便潜血检查　可作为大规模普查或一定年龄组高危人群的初筛手段,阳性者再作进一步检查。

2. 直肠指诊　是诊断直肠癌最重要的方法。凡遇患者有便血,排便习惯改变,大便变形等症状,均应行直肠指诊,直肠指检可检查癌肿的部位,距肛缘的距离及癌肿的大小、范围、固定程度与周围组织的关系等。

3. 内镜检查　包括直肠镜、乙状结肠镜和纤维结肠镜检查,内镜检查可在直视下取活组织作病理学检查,是诊断直肠癌的最有效、可靠的方法。

4. 影像学检查

（1）钡剂灌肠检查:是结肠癌的重要检查方法,对直肠癌的诊断意义不大,用于排除结、直肠多发癌和息肉病。

（2）腔内 B 超:用腔内探头检测癌肿浸润肠壁的深度及有无侵犯邻近器官,可在术前对直肠癌的局部浸润程度进行评估。

（3）CT 检查:可了解直肠癌盆腔内扩散情况,有无侵犯膀胱、子宫及盆壁。腹部 CT 可扫描有无肝转移癌。

（4）CEA 测定:主要用于预测直肠癌的预后和检测复发。

（5）其他检查　低位直肠癌伴腹股沟淋巴结肿大时,应行淋巴结活检。癌肿位于直肠前壁的女性患者,应做阴道检查及双合诊检查。男性患者有泌尿系统症状时,应作膀胱镜检查。

（四）处理原则

根据病史、体检、影像学和内镜检查不难确诊,准确率可达95% 以上。手术切除仍然是直肠癌的主要治疗方法。

1. 直肠癌根治性手术　凡能切除的直肠癌,又无其他手术禁忌证,都应尽早施行直肠癌根治术。手术方式的选择根据癌肿所在部位、大小、活动度等因素综合判断,包括:

（1）局部切除术:适用于早期瘤体小、局限于黏膜或黏膜下层、分化程度高的直肠癌。

（2）腹会阴联合直肠癌根治术（Miles手术）：主要适用于腹膜返折以下的直肠癌。

（3）经腹腔直肠癌切除术（直肠前切除术，Dixon手术）：适用于直肠癌下缘距肛缘5cm以上的直肠癌。

（4）经腹直肠癌切除、近端造口、远端封闭手术（Hartmann手术）：适用于身体状况差，不能耐受Miles手术或因急性肠梗阻不宜行Dixon手术的患者。

2. 姑息性手术　晚期直肠癌患者若排便困难或发生肠梗阻，可行乙状结肠双腔造口。

3. 非手术治疗

（1）化疗：作为根治性手术的辅助治疗可提高结、直肠癌患者的5年生存率，给药途径包括区域动脉灌注、门静脉给药、静脉给药、术后腹腔留置管灌注给药等方法。

（2）放射治疗：对于部分不能手术的晚期直肠癌，可于术前行放射治疗，再行根治性切除，术后放射治疗仅适用于晚期患者、手术未达到根治或局部复发的患者。

（3）局部治疗：用于低位直肠癌造成肠管狭窄且不能手术的患者。可采用电灼、液氮冷冻及激光烧灼等方法治疗，以改善症状。

（4）其他治疗：中医药治疗、基因治疗、导向治疗、免疫治疗等方法。

4. 术前评估

（1）健康史：了解患者年龄、性别、饮食习惯，既往是否患过结、直肠慢性炎性疾病结、直肠腺瘤以及手术治疗史。有无家族性结肠息肉病，家族中有无患大肠癌或其他恶性肿瘤者。

（2）身体状况：了解疾病的性质、发展程度、重要器官状态及营养状况等。患者是否有大便习惯和粪便形状的改变；是否有大便表面带血及黏液或脓血便；是否有腹痛、腹胀，肠鸣音亢进等症状;腹部是否有肿块等。患者有无贫血、消瘦、乏力、低热、恶病质等症状;有无腹水、肝大、黄疸等肝转移的症状,大便潜血试验、直肠指诊、内镜检查、影像学检查及 CEA 测定等结果是否阳性。

（3)心理 - 社会状况:患者和家属是否了解疾病和手术治疗的相关知识;患者及家属对有关结肠、直肠癌的健康教育内容了解和掌握程度等。患者和家属是否接受手术及手术可能导致的并发症;了解患者和家属的焦虑和恐惧程度。家庭对患者手术及进一步治疗的经济承受能力。

5. 术后评估 评估患者实施手术方式、麻醉方式、术中情况、术后恢复情况、并发症及预后的情况。

三、术前护理

(一)一般护理

患者术前应补充高蛋白、高热量、丰富维生素、易消化的少渣饮食。对于贫血、低蛋白血症的患者,应给予少量多次输血。对于脱水明显的患者,应注意纠正水、电解质及酸碱平衡的紊乱,以提高患者对手术的耐受力。

(二)肠道准备

目的是避免术中污染、术后腹胀和切口感染等。

1. 传统肠道准备法 ①控制饮食术前 3 天进少渣半流质饮食,术前 2 天起进流质饮食。②清洁肠道:术前 3 天番泻叶 6g 泡茶饮用或术前 2 天口服泻剂硫酸镁 15～20g 或蓖麻油 30ml,每日上午服用。术前 2 天每晚用 1%～2% 肥皂水灌肠 1 次,术前 1 天晚清洁灌肠。③药物使用:口服抗生素,抑制肠道细菌,如卡那霉素 1g,每日 2 次,甲硝唑 0.4g,每日 4 次。④因控制饮食及服用肠道杀菌剂,使维生素 K 的合成及吸收减少,故患者术前应补充维生素 K。

2. 全肠道灌洗法 患者手术前 12～14 小时开始服用 37℃

左右等渗平衡电解质液(由氯化钠、氯化钾、碳酸氢钠配制),造成容量性腹泻,以达到清洁肠道目的。一般3~4小时完成灌洗全过程,灌洗液量不少于6000ml。可根据情况,在灌洗液中加入抗菌药物。对于年老体弱,心肾等器官功能障碍和肠梗阻者,不宜使用。

3.口服甘露醇肠道准备法 患者术前1天午餐后0.5~2小时内口服5%~10%的甘露醇1500ml左右。高渗性甘露醇,口服后可吸收肠壁水分,促进肠蠕动;起到有效腹泻而达到清洁肠道的效果。此方法可不改变患者饮食或术前2天进少渣半流质饮食。另外,甘露醇在肠道内被细菌酵解,因此术中使用电刀,能产生易引起爆炸的气体。对于年老体弱,心、肾功能不全者禁用。

(三)术日晨放置胃管和留置导尿

若患者有梗阻症状,应早期放置胃管,减轻腹胀。如癌肿已侵及女患者的阴道后壁,患者术前3天每晚应行冲洗阴道。

(四)心理护理

护理人员应了解患者的心理状况,根据患者具体情况做好安慰解释工作,真实而技巧性地回答患者的问题,解释治疗过程,给予必要的健康教育,尤其是结肠造口的患者。同时,帮助患者寻求可能的社会支持,以帮助其增强战胜疾病的信心。

四、术后护理

(一)一般护理

1.体位 病情平稳者取半卧位,以利于呼吸和腹腔引流。

2.饮食 患者术后禁食水、胃肠减压,由静脉补充水和电解质。2~3天后肛门排气或造口开放后即可拔除胃肠减压,进流质饮食。若无不良反应,进半流质饮食,1周后改进少渣饮食,2周左右可进普食。食物应以高热量、高蛋白、丰富维生素、低渣为主。

（二）病情观察

每半小时监测血压、脉搏、呼吸一次，病情平稳后延长间隔时间；观察腹部及会阴部切口敷料，若渗血较多，应估计量，做好记录，并通知医生给予处理。

（三）引流管的护理

保持腹腔及骶前引流管通畅，妥善固定，避免扭曲、受压、堵塞及脱落；观察记录引流液的颜色、质、量；及时更换引流管周围渗湿和污染的敷料。骶前引流管一般保持 5 ~ 7 天，引流液量减少、色变淡，方考虑拔除。

（四）结肠造口的护理

结肠造口又称人工肛门，是近端结肠固定于腹壁外而形成的粪便排出通道。

1. 造口开放前应外敷凡士林或生理盐水纱布，及时更换外层渗湿敷料，防止感染。并观察有无肠段回缩、出血、坏死等现象。

2. 造口一般于术后 2 ~ 3 天，肠蠕动恢复后开放。观察有无肠黏膜颜色变暗、发紫、发黑等异常，防止造口肠管坏死、感染。

3. 造口开放，患者应取造口侧卧位，防止造口流出物污染腹部切口敷料。用塑料薄膜隔开造口与腹壁切口，保护腹壁切口。

4. 造口开放初期，保持造口周围皮肤清洁、干燥，及时用中性皂液或 0.5% 氯己定（洗必泰）溶液清洁造口周围皮肤，再涂上氧化锌软膏；观察造口周围皮肤有无红、肿、破溃等现象。每次造口排便，以凡士林纱布覆盖外翻的肠黏膜，外置厚敷料，起到保护作用。

5. 正确使用人工肛门袋　①选择袋口合适的造口袋。②及时更换造口袋，造口袋内充满 1/3 排泄物，应更换造口袋。

③除使用一次性造口袋外,患者可备 3~4 个造口袋用于更换。

6. 注意饮食卫生,避免进食胀气性、刺激性气味、腐败及易引起便秘的食物。

7. 造口并发症的观察与预防 ①造口狭窄:造口处拆线愈合后,每日扩肛 1 次,指套涂液状石蜡,沿肠腔方向逐渐深入,动作轻柔,避免暴力、以免损伤造口或肠管。②肠梗阻观察:患者有无恶心、呕吐、腹痛、腹胀、停止排气排便等症状。③便秘:患者术后 1 周后,应下床活动,锻炼定时排便习惯。若进食后 3~4 天未排便或因粪块堵塞发生便秘,可将粗导尿管插入造口,一般深度不超过 10cm 灌肠,常用液状石蜡或肥皂水,但注意压力不能过大,以防肠道穿孔。

8. 帮助患者接受造口现实,提高自护能力 ①帮助患者及家属逐渐接受造口,并参与造口护理。②鼓励患者逐渐适应造口,恢复正常生活,参加适量的运动和社交活动。③护理过程中保护患者的隐私和自尊。④指导患者自我护理的步骤。

(五)并发症的预防和护理

1. 切口感染 ①监测体温变化及局部切口情况。②及时应用抗生素。③保持切口周围清洁、干燥,尤其会阴部切口。④会阴部切除后于术后 4~7 天用 1：5000 高锰酸钾温水坐浴,每日 2 次。

2. 吻合口瘘 ①观察有无吻合口瘘。②术后 7~10 天不能灌肠,以免影响吻合口的愈合。③一旦发生吻合口瘘,应行盆腔持续滴注、吸引,同时患者禁食,胃肠减压,给予肠外营养支持。

五、健康教育

1. 帮助患者及家属了解结、直肠癌的癌前期病变,如结直肠息肉、腺瘤、溃疡性结肠炎等;改变高脂肪、高蛋白、低纤维的饮食习惯预防和治疗血吸虫病。

2. 对疑有结、直肠癌或有家族史及癌前病变者,应行筛选性及诊断性检查。

3. 做好造口护理的健康宣教　①介绍造口护理方法和护理用品。②指导患者出院后扩张造口,每 1~2 周一次,持续 2~3 个月。③若出现造口狭窄,排便困难,及时就诊。④指导患者养成习惯性的排便行为。

4. 患者出院后维持均衡的饮食,定时进餐,避免生、冷、硬及辛辣等刺激性食物;避免进食易引起便秘的食物,如芹菜、玉米、核桃及煎的食物;避免进食易引起腹泻的食物,如洋葱、豆类、啤酒等。

5. 鼓励患者参加适量活动和一定社交活动,保持心情舒畅。

6. 出院后,3~6 个月复查 1 次。指导患者坚持术后化疗。

（胡晓丽）

第一节 肝 硬 化

一、概述

肝硬化是一种全球性常见病,在我国也是多发病,肝硬化在人类主要死亡原因中居第4~6位。

肝硬化是由多种病因引起的一种慢性、进行性、弥漫性肝脏疾病,在多种致病因素持续或反复作用下,肝脏细胞呈现弥漫性变性、坏死、凋亡,同时残存肝细胞再生,诱发肝脏广泛的纤维结缔组织增生、正常的肝小叶结构破坏、假小叶形成,纤维间隔包绕再生的肝细胞而使肝脏形成大、小结节。在上述肝脏病理改变的基础上导致肝脏功能的减退,临床上表现为肝功能损害与门静脉高压。

二、护理评估

(一)评估方法

与患者交谈,询问、倾听患者讲述疾病经过、不适主诉、个人对肝硬化的心理感受、愿望;进行体格检查,收集阳性体征和可能出现并发症的阴性体征,收集各种辅助检查阳性结果等;综合分析。

(二)护理评估内容

1. 评估肝硬化病因、疾病进程、病理生理改变程度 肝硬化的病因大部分是非常明确的,只有一小部分原因不明,原因不明的肝硬化通称为隐源性肝硬化。明确的肝硬化原因主要有七个方面。

(1)病毒性肝炎:以慢性乙型、丙型肝炎引起的肝炎性肝硬化常见。在我国由病毒性肝炎引起的肝硬化居于首位,据报道占肝硬化的68%,其中乙型肝炎肝硬化约占全部病例的2/3。

(2)血吸虫病:血吸虫卵沉积于门静脉小分支中引起肝纤维化的病理改变,晚期发生肝硬化。主要分布于我国血吸虫流行的南方13个省。

(3)慢性酒精中毒:每日饮酒量和饮酒年限与酒精性肝硬化有关,而不同酒种对肝是否作用不一,仍在研究。大多饮酒史10年以上,通常每日饮酒中酒精含量大于或等于100g。

(4)遗传代谢性疾病:如肝豆状核变性、血色病等。

(5)慢性胆汁淤积:如原发性胆汁性肝硬化、原发性硬化性胆管炎。

(6)循环障碍性疾病:如慢性心功能不全、缩窄性心包炎等。

(7)其他:药物及毒物引起的肝硬化、自身免疫性肝病等。

肝硬化的病因,世界各地有所不同;其中,美国、欧洲以酒精性肝硬化为多见,亚洲、非洲以病毒性肝炎肝硬化为多见。

不同病因、不同疾病进程(患病时间)导致肝脏损害程度不同。各种肝硬化的病因均能引起肝细胞的炎症、坏死,只有肝细胞的炎症、坏死是持续不断的,才能引起肝硬化。肝细胞对各种炎症、坏死的损伤产生一种高度代偿性反应:肝细胞再生。同时,弥漫性结缔组织增生肝纤维化,形成假小叶。这种病理变化导致肝内血管扭曲、受压、闭塞,造成肝脏血运循环紊乱,形成肝功能减退和门静脉高压。

2．评估肝硬化临床表现　肝硬化常常起病缓慢，症状隐匿。临床上常区别为代偿期肝硬化和失代偿期肝硬化。

（1）代偿期肝硬化：大多数患者缺乏临床症状或症状缺乏特异性，可以因劳累、感染而诱发出现非特异性的乏力及消化道症状，如食欲减退、腹胀、厌油、肝区疼痛等，经适当休息可缓解。

（2）失代偿期肝硬化：主要表现为两类症候，肝功能不全及门静脉高压。

1）消化系统症候：食欲减退、上腹不适、腹胀、对脂肪耐受性差，易腹泻。甚至会厌食、恶心、呕吐、有肝臭气味。

2）乏力、体重减轻：乏力与肝功能损害程度相平行；体重减轻与消化功能障碍及营养不良有关。

3）内分泌失调：男性可有性功能障碍、毛发脱落、乳房肿大等。女性可有月经失调等，部分患者可有面部、颈部色素沉着、面色黝黑（肝病面容）。

4）贫血及出血：2/3 患者有轻度、中度贫血。常固有出血倾向使皮肤摩擦处易见出血点、鼻出血或齿龈出血、月经过多等。

5）发热：一般为不超过 38.5℃ 的不规则低热。

6）皮肤表现：肝病面容为面色灰暗、黝黑。可以出现肝掌、蜘蛛痣、下肢踝部水肿、黄疸等。

7）腹水：是肝硬化患者失代偿期最突出的表现、腹水呈蛙腹，可有脐痛。部分患者有胸水。

8）脾大、脾亢：大量血液积于脾内，致使脾脏血肿大、功能亢进，破坏血细胞增多。

9）侧支循环开放：食管下段和胃底静脉曲张，可破裂引起上消化道大出血；腹壁和脐周静脉曲张，以脐周为中心向上及向下延伸；痔核形成，破裂时引起便血。

10）肝脏改变：肝脏表面有结节，质地硬而坚实，晚期缩小。

3．评估肝硬化并发症

（1）肝硬化最常见最凶险的并发症是上消化道出血。

（2）肝硬化时肝脏维持人体内、外环境的屏障作用减退,造成各种感染,加重病情。

（3）电解质平衡紊乱:常出现低钾、低钠、低氯血症。

（4）肝性脑病。

（5）肝肾综合征。

（6）肝细胞性肝癌。

（7）肝肺综合征。

（8）门脉血栓形成。

4. 评估肝硬化辅助检查结果

（1）实验室检查

1）血常规检查:红细胞、白细胞、血小板均减少。

2）生化检查:血清转氨酶、γ-谷氨酰转肽酶、碱性磷酸酶活性增高;血清胆红素增高;血清白蛋白减低;凝血酶原时间延长;血清胆汁酸升高。

3）病原学检查:如乙肝、丙肝病毒检测。

4）腹水检查:鉴别漏出性和渗出性腹水。

（2）影像学检查

1）超声波检查。

2）计算机断层扫描、磁共振检查。

3）肝动脉造影:可以发现肝硬化小肝癌。

4）食管钡餐。

（3）内镜检查:胃镜、腹腔镜等。

（4）肝脏穿刺活组织检查:提示肝硬化的活动性与严重度。

5. 评估肝硬化既往治疗情况

（1）病因治疗:如病毒性肝炎肝硬化有病毒复制者,宜采用适宜的抗病毒治疗;酒精性肝硬化应绝对戒断饮酒等。

（2）保肝、支持治疗。

（3）降低门脉高压:如普萘洛尔。

（4）腹水治疗:限制食盐摄入,利尿、排水治疗,如腹水浓缩回输术。

6. 评估体格检查阳性结果　肝界缩小、移动性浊音阳性等。

7. 护理评估内容与流程(图 3-1)

三、主要护理诊断

1. 营养失调:低于机体需要量　与肝硬化有关。

2. 体液过多　与肝硬化门脉高压有关。

3. 活动无耐力　与肝功能减退有关。

4. 焦虑　与病程长、经济负担有关。

5. 皮肤黏膜完整性受损　与脐痛、腹泻、阴囊水肿等有关。

6. 医护合作性问题　潜在并发症为上消化道出血、感染、电解质紊乱等。

7. 知识缺乏　与缺乏各种检查,治疗、护理的目的、方法、过程的认识有关。

8. 预感性悲哀　与疾病久治不愈逐渐加重有关。

9. 有传染的危险　与病毒性(乙型、丙型肝炎)肝硬化病毒水平高有关。

四、主要护理措施

1. 讲解患者希望了解的和应该了解的肝硬化相关知识,如抗病毒治疗意义、注意事项,腹水回输的过程,戒酒等。

2. 安排高蛋白、高热量、高维生素、易消化、低盐饮食或遵医嘱静脉补充。

3. 每日患者以卧床休息为主,测量并记录出入量、体重、腹围、电解质等。如在家休养宜适当参加家务劳动。

4. 保护皮肤完整、清洁。

5. 腹水浓缩回输护理术前向患者讲解过程及配合要点,测量并记录生命体征、体重,准备腹腔穿刺用品,安装腹水回

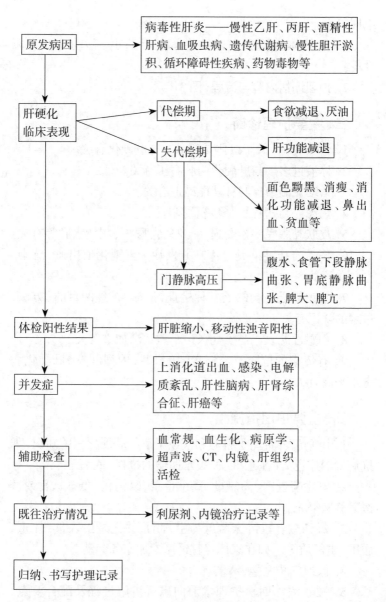

原发病因 → 病毒性肝炎——慢性乙肝、丙肝、酒精性肝病、血吸虫病、遗传代谢病、慢性胆汁淤积、循环障碍性疾病、药物毒物等

肝硬化临床表现 → 代偿期 → 食欲减退、厌油

失代偿期 → 肝功能减退

面色黝黑、消瘦、消化功能减退、鼻出血、贫血等

门静脉高压 → 腹水、食管下段静脉曲张、胃底静脉曲张，脾大、脾亢

体检阳性结果 → 肝脏缩小、移动性浊音阳性

并发症 → 上消化道出血、感染、电解质紊乱、肝性脑病、肝肾综合征、肝癌等

辅助检查 → 血常规、血生化、病原学、超声波、CT、内镜、肝组织活检

既往治疗情况 → 利尿剂、内镜治疗记录等

归纳、书写护理记录

图 3-1　护理评估内容与流程

输管路并冲洗等。术中严格无菌操作，观察回输过程，倾听患者主诉，有问题及时调整。术后测量并记录生命体征、体重，安排患者卧床休息、饮食及记录尿量；用物处理，注意消毒隔离。

（1）操作流程：准备环境→准备用物（机器、管路、滤器、腹穿包）→0.9%生理盐水管路排气→调节机器→患者准备（舒适平卧、测量血压、脉搏）→超声定位→穿刺、连接管路、运行腹水超滤、监测→整理用物、消毒→患者测体重→护理记录等（图3-2）。

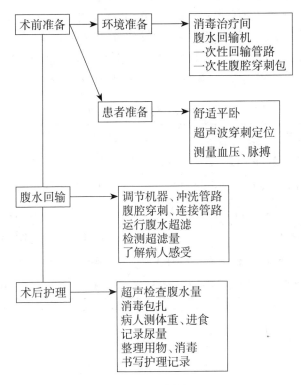

图3-2 腹水回输操作流程图

（2）注意事项：①严格无菌操作。②固定好穿刺部位。③防止气体进入腹腔。④生命体征、腹水观察。⑤预防污染。

6. 放射导管介入治疗方法的护理　如脾功能亢进的脾栓塞术、经颈静脉肝内支架体分流术等。术前向患者讲解脾栓塞治疗方法、过程及配合要点，留取各种相关检查指标的标本，测量并记录生命体征，碘过敏试验、抗生素皮试并记录结果，备皮，物品准备等。术后加压包扎穿刺部位，观察有无出血，24小时穿刺点无血肿可去除压迫；观察生命体征及腹痛情况，观察有无并发症，留取血标本并记录血常规等检查结果。遵医嘱安排患者饮食限制蛋白及服用抗凝血药等。

7. 肝硬化预后判断　Child-Pugh 肝硬化预后指标计分、评级标准作为门 - 腔分流术或肝移植选择患者的标准，预测短期存活率的敏感性及特异性约80%。据报道，门 - 腔分流术患者的死亡率 A 级为29%，B 级为38%，C 级为88%（表3-1）。

表3-1　Child-Pugh 肝硬化预后的计分与评级

指标计分	1	2	3
血清胆红素（mg/dl）	1～2	2～3	＞3
血清白蛋白（g/L）	35	28～35	＜28
腹水	无	轻	中度以上
肝性脑病（级）	无	Ⅰ - Ⅲ	Ⅲ - Ⅳ
凝血酶原时间延长	（s）1-3	4-6	＞6
（凝血酶原活动度%）	（＞50）	（30-50）	（≤30）

注：A 级 5～6分，B 级 7～9分，C 级 10～15分。血清胆红素 1mg/dl=17.1μmol/L。

8. 食管胃底静脉曲张破裂出血抢救护理配合流程（图3-3）。

9. 配合医生了解患者有无肝移植可能性及相关准备。

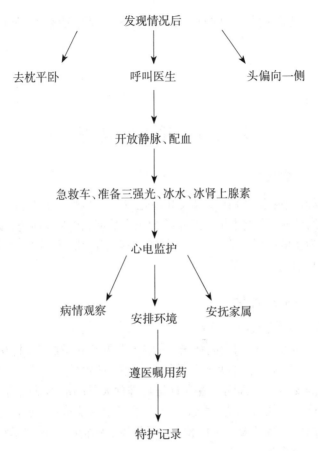

图3-3 食管胃底静脉曲张破裂出血抢救护理配合流程

10. 根据患者情况，做出有针对性的护理评价、出院指导及心理指导。

五、相关最新护理科研进展

1. 病毒性肝炎肝硬化的抗病毒治疗健康宣教。

2. 腹水回输相关护理操作及效果观察。

3. 食管 - 胃底静脉曲张破裂出血三腔管管型变化与使用的护理。

（刘　芳）

第二节　肝性脑病

一、概述

肝性脑病是由肝衰竭或肝硬化等严重慢性肝病发生一系列代谢紊乱,影响中枢神经系统的正常功能,出现以神经、精神症状为主的一种综合征。主要表现是意识障碍、行为失常和昏迷,过去也称肝昏迷。

二、护理评估

（一）病史与身体评估

1. 病史　仔细询问病史,了解主要的症状及特点,即患者的性格、神志、精神状态有无异常,此次发病缓急、病程长短、有无诱发因素。询问患者今日是否进食大量的动物蛋白质,有无便秘。既往有无精神病史。了解患者是哪类肝病,是否行门体分流术。既往及目前的检查、用药和治疗情况。还应了解患者的心理状态。

2. 身体评估　患者的意识状态、营养状况、皮肤黏膜、肝脾情况、腹部体征、神经系统检查及实验室检查。

（二）临床表现

肝性脑病可分为四期(表3-2)。

表 3-2　肝性脑病的分期

分期	精神意识	神经体征
I	性格改变	扑翼样震颤(–)

分期	精神意识	神经体征
Ⅰ	行为改变无意识动作	正常反射存在
	睡眠时间昼夜颠倒	病理反射(−)
Ⅱ	定向力障碍	扑翼样震颤(+)
	简单计数错误	正常反射存在
	书写潦草	病理反射(+)
	语言断续不清	常见膝腱反射亢进,踝阵挛(+)
	人物概念模糊	肌张力可增强
Ⅲ	昏睡状态	扑翼样震颤(+)
	反射存在(包括能叫醒)	正常反射存在
	狂躁扰动	病理反射(+)
Ⅳ	完全昏迷样	扑翼样震颤(−)
	一切反应消失	正常反射消失
	可有阵发性抽搐	病理反射(±)

1. 前驱期 轻度的性格改变和行为失常、思维迟钝、记忆减退、智能障碍、欣快激动或淡漠少言,可有扑翼样震颤。

2. 昏迷前期 以意识错乱、睡眠障碍、行为失常为主。患者可出现计算力、定向力减退,言语不清,举止反常,昼睡夜醒,甚至有幻觉、恐惧、狂躁,有明显的神经系统体征,患者可出现不随意运动或运动失调。

3. 昏睡期 以昏睡及精神错乱为主。大部分时间为昏睡状态,可唤醒,醒时可应答,但常有神志不清和幻觉、肌张力增加,神经系统症状持续加重。

4. 昏迷期 神志完全丧失,不能唤醒。浅昏迷时对疼痛等强刺激有反应。腱反射和肌张力仍亢进。深昏迷时各种反射消失,肌张力降低,瞳孔散大,可出现阵发性惊厥。

（三）实验室辅助检查

1. 因肝病类型而异 急性肝性脑病常以血清胆红素、PT

异常为主。慢性肝性脑病多伴低白蛋白血症、高 γ - 球蛋白血症。严重肝性脑病多有电解质异常,血清尿素氮、肌酐在伴有功能性肾衰竭时升高。

2. 血氨 慢性肝性脑病尤其是门体分流性肝病患者多有血氨升高。急性肝衰竭所致肝病血氨多正常。

3. 血浆氨基酸 BCAA 减少,AAA 尤其是色氨酸常明显增加,两者比例倒置 < 1,在慢性肝性脑病更明显。

4. 简易智力测验 如计算力、定向力等。

(四)护理诊断

1. 感知的改变 与肝功能减退、血氨增高有关。

2. 受伤的危险 与患者意识障碍有关。

3. 营养失调:低于机体需要量 与限制蛋白质饮食有关。

4. 活动无耐力 与肝功能减退、营养摄入不足有关。

5. 感染的危险与 长期卧床、营养失调、抵抗力下降有关。

6. 知识缺乏 与缺乏相关知识有关。

(五)护理评估及处理(图 3-4)

三、护理措施

(一)感知改变

1. 严密观察患者思维,判断意识障碍的程度,加强对患者生命体征的监测并记录。

2. 安抚患者,给予情感上的支持。

3. 安排专人护理。

4. 保持患者排便通畅。如有便秘,禁用肥皂水灌肠,因会增加氨的吸收。可用杜密克 90ml 加生理盐水 100ml 灌肠,灌肠时应注意让患者先将臀部抬高,待药液灌注后采取右侧卧位,使药液进入右半结肠,因右半结肠是产氨最多的地方。

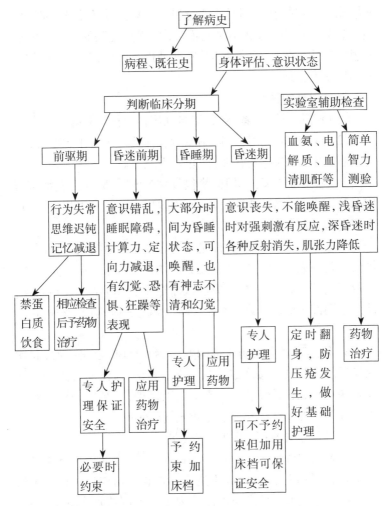

图 3-4　肝性脑病患者的评估及处理

(二)受伤的危险

1. 患者出现意识障碍或躁动时,有可能威胁到生命安全,故应在患者的床上加用床档,必要时可应用约束带,防止坠床或撞伤。约束带在使用时应注意患者肢体皮肤的变化，应用棉垫包裹后再约束，每2小时放松一次，观察皮肤的情况。躁狂的患者可用大单在其胸腹部及膝部处进行约束，注意大单的宽度和松紧度要适宜。

保护用具的种类

（1）床档：预防患者坠床，半自动床档可按需升降。

（2）约束带的应用：需限制患者肢体活动时使用约束带，常用于固定手腕、踝部及膝部，防止发生意外。

（3）宽绷带约束：先用棉垫包裹手腕或踝部，再用宽绷带打成双套结，套在棉垫外稍拉紧，使不脱出，以不影响肢体血循环为度，然后将带子固定于床缘上。

2. 如出现昏迷的患者首先保持呼吸道的通畅，保证氧气的供给。注意观察患者口中有无分泌物，可将患者头偏向一侧，并及时清除分泌物。有尿失禁或尿潴留者，可予留置导尿管，保持会阴部皮肤的干燥、清洁，预防感染，并准确记录尿的量及颜色。

3. 昏迷患者应预防压疮的发生，每2小时翻身一次，每次翻身后应在骨突处按摩或热敷以促进血液循环，可在两腿之间放软枕，在骶尾部给予防压疮垫加以保护，必要时也可应用防压疮气垫床置于床垫与褥子之间充气后使用。

（三）营养失调：低于机体需要量

患者出现肝性脑病后应禁蛋白质饮食，予足够的糖类补充能量，并应配以高热量、高维生素的饮食。清醒后可以从少量蛋白质开始进食，以植物蛋白质为主。控制饮食中的蛋白质：严重肝病患者，在发生肝性脑病前或肝性脑病恢复神志后，控制与调整饮食中的蛋白质是减少肠源性物质的重要措施。长期禁食蛋白质不利于疾病的恢复。慢性肝性脑病患者有蛋白质消耗，如限蛋白质会降低机体的抗病能力，增加感染及其他并发症的危险，所以在神志清醒后，逐渐恢复蛋白质饮食。开始

0.5g/(kg·d),能耐受时增至40g/d。目前首选植物蛋白质代替动物蛋白质,每日可提高至40~80g,因植物蛋白质竹纤维素丰富,能促进肠道蠕动,且有降低氨生成的潜在作用。

（四）活动无耐力

1. 患者由于长期肝脏受损,肝功能减退及营养摄入不足,导致体质下降,不能从事重体力劳动或长时间的活动,也有肝性脑病患者在昏迷前期的躁狂后出现身体疲乏,此时应让患者卧床,有专人陪护,在患者进食、如厕时保证其安全性,陪护人员暂时离开时应将信号灯放在患者伸手可及处,以随时通知医护人员。

2. 护士应定时巡视病房,观察患者的病情变化,多与患者沟通,了解患者的心理状态,以帮助患者进行生活护理及晨晚间护理。

（五）感染的危险

1. 患者抵抗力低下,应注意避免感染,首先保持床单位的清洁、干燥、保证患者的个人卫生,减少外来人员探视,减少与外界的接触。

2. 如有感染,应遵医嘱正确及时的应用抗生素,并观察药物的作用。

（六）知识缺乏

1. 向家属患者介绍有关知识,介绍预防措施,如多与患者交流沟通,以判断患者的意识状态。

2. 让患者保持大便通畅,便秘时及时应用药物。预防便秘:便秘时可使肠道内的氨产生增多,诱发肝性脑病,故应保持排便通畅,可口服缓泻药,也可灌肠,但禁用肥皂水灌肠。

3. 进蛋白质饮食时以植物蛋白质为主,如豆腐,减少动物蛋白质的摄入,如肉类。

4. 让患者注意个人卫生及家庭卫生,避免感染。

四、肝性脑病患者护理流程(图3-5)

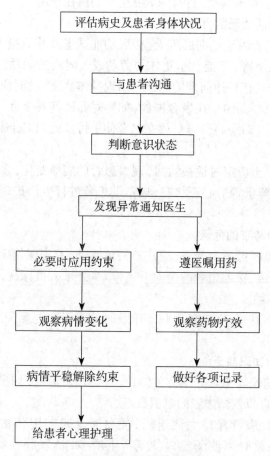

图 3-5 肝性脑病患者护理流程

五、预防和处理各种诱因

1. 预防和处理上消化道出血 如有上消化道出血要对症

处理,及时止血。停止出血后要及时清除胃肠道内的积血,可口服泻药或清洁灌肠。如有出血倾向的要加用增加凝血机制的药物。

2. 降氨疗法 可以静脉滴注支链氨基酸、精氨酸或谷氨酸钠治疗。

(刘 芳 王宣丽)

第三节 原发性肝癌

一、概述

原发性肝癌指肝细胞或肝内胆管细胞发生的癌肿。其中肝细胞癌占我国原发性肝癌的绝大多数,胆管细胞癌小于 5%。本病死亡率高,远期疗效取决于能否早期诊断及早期治疗,甲胎蛋白及 B 超、CT 检查是肝癌早期诊断的主要辅助手段。病因包括病毒性肝炎,肝硬化,肥胖和糖尿病,环境、化学及物理因素,遗传;除铁代谢异常外,低硒、钼、锰、锌以及高镍、砷也可能与肝癌的发生相关。

二、护理评估

(一)症状和表现

原发性肝癌起病隐匿,早期症状不明显,当出现典型的临床症状和体征时一般已属中、晚期。

1. 肝区疼痛 最为常见且出现较早的症状,表现为持续钝痛或胀痛。疼痛是由于癌肿迅速生长使肝包膜被牵拉所致,疼痛部位常与肿瘤位置有关。肿瘤位于肝右叶时,疼痛多在右季肋部;肿瘤位于肝左叶时常表现为上腹痛;当肿瘤位于肝右叶膈顶部时,疼痛可牵涉右肩。癌结节破裂出血可致剧烈腹痛和腹膜刺激征,出血量大时可致休克。如果癌肿远离包膜,疼痛可以不明显。

2. 消化道症状 食欲减退、腹胀、恶心、呕吐、腹泻等消化道症状。

3. 恶性肿瘤的全身表现 进行性乏力、消瘦、发热、营养不良和恶病质等。

4. 伴癌综合征 少数患者由于肿瘤本身代谢异常而导致机体内分泌或代谢异常,呈现特殊的全身表现,称伴癌综合征,以低血糖症、血红蛋白增多症较常见,其他罕见的有高血钙、高血脂等。

5. 转移灶症状 发生肝外转移时常伴转移灶症状,肺转移可引起咳嗽、咯血,胸腔转移以右侧多见,可出现胸腔积液,骨骼或脊柱转移,可由局部压痛或神经受压症状,颅内转移癌可有神经定位体征。

(二)体征

1. 肝肿大 为中晚期肝癌的主要体征、最为常见。质地坚硬,多在肋缘下触及,成局限性隆起,并进行性生长。左叶肝癌则表现为剑突下包块。如肿瘤位于肝实质内,肝表面可光滑,伴或者不伴明显压痛。肝右叶膈面肿瘤可使右侧膈肌明显抬高。

2. 脾肿大 常为合并肝硬化所致。肿瘤压迫或门静脉、脾静脉内癌栓也能引起横向性脾肿大。

3. 腹腔积液 腹腔积液为草黄色或血性,多数是肝硬化的基础上合并门静脉或肝静脉癌栓所致。癌浸润腹膜也是腹腔积液的常见原因,血性腹水多为腹膜受侵犯或肿瘤渗血所致。

4. 黄疸 多为晚期征象,多由于癌肿压迫或侵犯肝门附近的胆管引起胆道梗阻所致,也可因肝细胞广泛损害而引起肝细胞性黄疸。

5. 其他 由于肿瘤本身血管丰富,再加上癌肿压迫大血管,故可在肝区出现血管杂音。肝区摩擦音提示肿瘤侵犯肝包膜,肝外转移时则有转移部位相应的体征。

(三)实验室和辅助检查(图3-6)

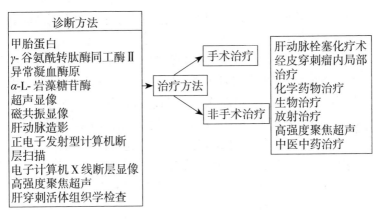

图3-6　实验室和辅助检查

1. 肝癌标志物检查

(1)甲胎蛋白(AFP):甲胎蛋白是肝癌特异性最强且最具有诊断价值的标志物,现已广泛用于肝细胞癌的普查、诊断、判断治疗效果、预测复发。上述症状出现8~11个月,细胞癌甲胎蛋内阳性率为70%~90%。

(2)γ-谷氨酰转肽酶同工酶Ⅱ:GTT 的同工酶 GTT Ⅱ对原发性肝癌的诊断较具特异性,阳性率可达90%、特异性为97.1%。

(3)异常凝血酶原(DCP):此酶在慢性活动性肝炎及肝转移癌阳性率较低,而在 AFP 阳性率可达65.5%,在小肝癌的阳性率可达62.2%,故在肝癌的诊断中有较重要的价值。

(4)α-L-岩藻糖苷酶(α-AFU):肝癌患者血清 α-AFU 活性明显升高。

(5)其他:M_2 型丙酮酸激酶同工酶(M_2-Pyk)、同工铁蛋白(AIF)、$α_1$-抗胰蛋白酶(AAT)、醛缩酶同工酶 A(ALD-A)、碱性磷酸酶(ALP)对肝癌与良性肝病的鉴别也有一定的价值。

2. 影像学检查

(1)超声显像:一般可显示直径 2cm 以上的肿瘤,除显示肿瘤大小、形态、部位以及与血管的关系外,还有助于判断肝静脉、门静脉有无癌栓等。

(2)电子计算机 X 线断层显像(CT):一般可显示直径 2cm 以上的肿瘤,如结合静脉注射碘造影针剂进行扫描,直径 1cm 以下肿瘤的检出率可达 80% 以上,是目前诊断小肝癌的最佳方法。

(3)磁共振成像(MRI):与 CT 相比其优点是能获得横断面、冠状面、矢状面三种图像,对肿瘤与肝内血管的关系显示更佳,而且对展示子瘤和瘤栓有重要价值。

(4)肝动脉造影:是目前诊断小肝癌的最佳方法,可显示直径 0.5~1cm 的微小肿瘤。

(5)正电子发射型计算机断层扫描。

3. 肝穿刺活体组织学检查 若通过上述检查仍不能做出诊断时,可在超声或 CT 引导下用细针穿刺进行活体组织学检查。肝穿刺最常见的并发症为出血,此外穿刺还可造成癌肿破裂和针道转移等。

(四)预后

预后主要取决于能否早期诊断及早期治疗。肝癌切除术后 5 年生存率为 30%~50%,其中小肝癌切除后 5 年生存率为 50%~60%。体积小、包膜完整、尚未形成癌栓及转移、肝硬化程度较轻、免疫状态尚好且手术切除彻底者预后较好。中晚期肝癌如经积极综合治疗也能明显延长生存时间。

(五)护理问题

1. 肝区疼痛 与肝癌生长牵拉肝包膜引起张力增加有关。

2. 腹腔积液 顽固性腹水,与门脉高压、门脉栓子形成、腹膜转移等有关。

3. 营养失调:低于机体需要量 与肿瘤所致高代谢状态及

机体摄入减少、吸收障碍,消耗增加有关。

4. 悲伤、恐惧、焦虑　与疾病预后差、面临死亡有关,另与对介入治疗术不了解、担忧癌症预后有关

5. 知识缺乏　缺乏对肿瘤防治知识及对介入治疗术和术后注意事项的了解。

6. 潜在并发症　穿刺部位出血和血肿形成。

三、护理措施

(一)肝区疼痛的护理

1. 目标　患者主诉疼痛缓解;患者主诉疼痛次数减少、程度减轻;患者能够运用有效的方法缓解疼痛;患者生活能够自理。

2. 护理措施　与患者聊天,引导患者想些美好事物或看书报等,转移注意力,避免患者专注于疼痛的感觉。护士态度温和、动作轻柔、尊重患者,让患者减轻心理压力。预测患者是否需要止痛药或其他止痛措施。对患者主诉疼痛立即给予反应,如表示关心,采取相应的措施,遵医嘱给止痛药,评价止痛效果并观察可能出现的不良反应,如果疼痛不缓解或患者主诉近期疼痛与以往有明显变化,报告医师。为其提供充足的休息时间。

3. 疼痛护理流程(图 3-7)。

4. 评价患者能忍受疼痛;疼痛缓解。

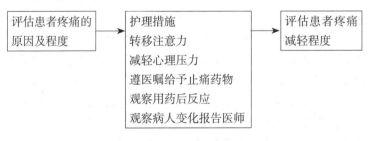

图3-7　疼痛护理流程

(二)腹腔积液

1. 目标　患者主诉腹胀减轻;患者1周内体重下降1kg。

2. 护理措施　评估患者腹水的原因及程度、经常巡视患者,认真倾听患者主诉,观察患者有无呼吸运动障碍,协助患者生活护理。嘱患补低盐饮食,每日饮水量小于1000ml,每日记录出入量。必要时,行腹腔穿刺放液术,记录腹水量、性质,标本及时送检。遵医嘱给予白蛋白静脉滴注,普萘洛尔口服降低门脉压力,监测心率。

3. 腹腔积液护理流程(图3-8)。

4. 评价　患者腹胀减轻体重1周内下降1kg。

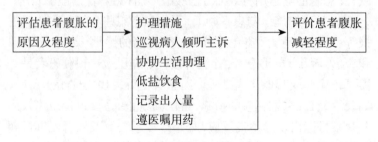

图3-8　腹腔积液护理流程

(三)营养支持

1. 目标　患者及家属能描述营养丰富的饮食结构;患者体重不低于标准体重的10%;患者体重增加。

2. 护理措施　肝癌患者应摄取足够的营养,宜采用高蛋白和高热量饮食。选择患者喜爱的食物种类、烹调方式,色香味俱全。若有食欲不振、恶心、呕吐现象,可在口腔护理或使用止吐剂后,采取少量多餐形式,并尽可能布置舒适、安静的环境,以促进食欲。如患者已处于恶病质或经口进食不能摄入足够的营养时,应采取胃肠外静脉营养(TPN),维持水、电解质平衡,观察并记录出入量。患者若伴有腹水和水肿,应给予低钠饮食。并监测血中钠、钾浓度,注意体重的变化并记录,每日记录腹围和水肿程度。

3. 评价 患者食欲增加,营养状况好转。

(四)心理支持

1. 目标 患者焦虑、恐惧程度减轻,能正确面对疾病,主动参与治疗和护理。

2. 护理措施(图3-9) 做好心理护理:首先要掌握患者的基本情况,了解其对治疗、护理、饮食和生活等方面的需求,并了解患者的家庭、工作、经济等各方面的情况。护士应该试着了解患者的心态,并观察他们所处的情绪阶段,适时给予调适。鼓励患者说出心中的感觉,给予心理支持。对危重患者进行任何检查和治疗时需说明目的和不良反应。情绪紧张恐惧或忧虑消极的患者,要避免各种医源性不良刺激,如不在患者面前讨论病情,尤其在病情恶化时应沉着,尽力解除其痛苦。对其家属应讲明病情,取得他们的配合,建立良好的治疗气氛。

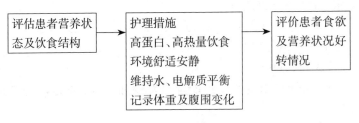

图3-9 饮食护理流程

3. 心理护理流程(图3-10)。

4. 评价 患者悲观、恐惧情绪有所改善;以良好的心态面对疾病。

(五)术前指导

1. 目标 患者对肿瘤的介入治疗方法、术后并发症等有所

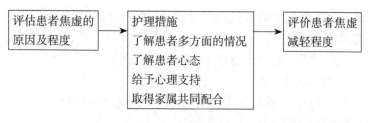

评估患者焦虑的原因及程度　→　护理措施
了解患者多方面的情况
了解患者心态
给予心理支持
取得家属共同配合　→　评价患者焦虑减轻程度

图 3-10　心理护理流程

了解，对术后注意事项及康复知识能复述。

2. 护理措施　肿瘤患者在诊治过程中，心理反应复杂而强烈，既渴望治疗，又惧怕治疗。护士应了解患者的心理和情感变化，鼓励患者说出所担心的问题，向患者耐心地介绍介入治疗的方法、目的效果和可能发生的并发症，讲明介入治疗的重要性、安全性和优越性，告知术前准备、术中配合、术后注意事项。解除患者的顾虑，增强治疗信心，主动配合治疗和护理。改善营养状况，应给予高蛋白、高热量、高维生素、易消化的低脂少渣饮食。应于术前 2 天训练患者床上排便，以防术后不习惯床上排便引起尿潴留。

3. 评价　患者对肿瘤的介入治疗方法、术后并发症、术后注意事项及康复知识表示了解。

（六）术后护理

1. 目标　出现并发症能及时发现和处理，或无并发症的发生。

2. 护理措施　观察生命体征，为防止穿刺动脉出血，患者需绝对卧床 24 小时，穿刺侧肢体平伸制动 12 小时，12 小时后可在床上轻微活动，24 小时后可下床活动，但避免下蹲、增加腹压的动作。穿刺肢体的护理，穿刺处绷带加压包扎 24 小时或沙袋压迫 6 小时，观察穿刺部位有无渗血、出血，有无血肿形成，观察穿刺侧肢体远端血液循环情况，经常触摸穿刺肢体的足背动脉、皮肤温度，双足同时触摸，以便对照。

3. 介入治疗护理流程(图 3-11)。

4. 评价 患者术后穿刺肢体未发生出血、血肿。

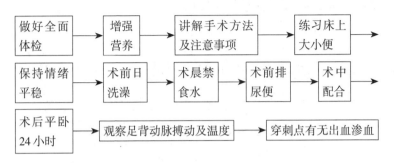

图 3-11 介入治疗护理流程

(七)健康教育(图 3-12)

1. 防治病毒性肝炎、肝硬化 注意食物和饮水卫生,做好粮食保管,防霉去毒,保护水源,防止污染;应用病毒性肝炎疫苗(甲、乙型)预防肝炎;有乙型肝炎肝硬化病史者或在肝癌高发区人群应定期体格检查,做甲胎蛋白测定、B超检查,以便早期诊断。

2. 全面摄取营养素,增强抵抗力 患者多食含蛋白质丰富的食物和新鲜蔬菜、水果。食物以清淡、易消化为宜,如有腹水、水肿,应避免食用过多的盐;防止便秘,为预防血氨升高,可用适量缓泻剂保持排便通畅;戒烟、酒,减轻对肝脏的损害。

3. 心理支持 对患者给予情绪上的支持,鼓励患者及家属共同面对疾病、相互扶持,树立战胜疾病的信心,配合治疗。患者应保持乐观情绪,建立积极的生活方式,有条件者可参加社会性抗癌组织活动,增添精神支持力量,以提高机体抗肿瘤功能。

预防为主 → 注射疫苗 → 定期体检 → 增强营养 → 积极治疗 → 定期复查

图 3-12 健康宣教流程

4. 及时就诊,定期复查 嘱患者(家属)注意有无水肿、体重减轻、出血倾向、黄疸、疲倦、腹胀等症状。如有,应及时就诊、定期复查,了解疾病发展变化。

5. 住院治疗(图3-13)。

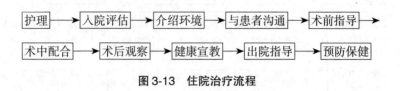

图3-13 住院治疗流程

6. 预防 HBV 和 HCV 感染引起的病毒性肝炎和肝硬化 病毒性肝炎和肝硬化是原发性肝癌诸多致病因素中被公认的最主要因素。通过注射疫苗预防乙型肝炎,采取抗病毒治疗方案中止慢性乙型肝炎和丙型肝炎的进展对预防原发性肝癌有着至关重要的作用。

(刘 芳 王宣丽)

第四节 胆 道 疾 病

一、胆囊炎

急性胆囊炎(acute cholecystitis)是胆囊发生的急性化学性和细菌性炎症反应。发病率女性多于男性。95% 的患者合并有胆囊结石、称结石性胆囊炎;未合并胆囊结石者,称非结石性胆囊炎。

(一)病因和病理

胆囊炎症和结石互为因果关系,结石引起梗阻,导致胆汁淤积,细菌侵入繁殖,而致胆囊感染;炎症刺激胆囊分泌异常,导致胆汁成分和理化性质改变,促使结石形成。主要致病原因有:①胆囊管梗阻;②细菌感染;③其他,创伤、化学性刺激、手术、长时间应用 TPN 等引起炎性反应。

依据胆囊内有无结石嵌顿,其感染严重程度,病理变化也不同。主要病理改变为:①单纯性胆囊炎;②化脓性胆囊炎;③坏疽性胆囊炎;④胆囊穿孔;⑤慢性胆囊炎。

(二)临床表现

1. 症状

(1)腹痛:常在摄入油腻食物后胆囊收缩、结石等引起胆囊管梗阻,胆汁排空受阻,胆囊内压突然增加,表现为突发性右上腹部疼痛。结石引起者,呈阵发性剧烈绞痛;非结石引起者,呈持续性疼痛。疼痛可放射至右肩或右腰背部。慢性胆囊炎常表现为右上腹部和肩背部隐痛,易误诊为胃病。

(2)消化道症状:常有食欲不振,腹胀,腹部不适,厌食油腻食物等消化道症状。腹痛的同时常伴有恶心、呕吐。

(3)发热:可有轻度发热,发展至化脓性胆囊炎或合并胆道感染时,出现寒战、高热。慢性胆囊炎体温多正常。

(4)黄疸:10%～25% 的患者出现轻度黄疸,为胆色素通过受损的胆囊黏膜进入血液循环,或 Oddi 括约肌痉挛所致。黄疸较重且持续,表明有胆总管梗阻。

2. 体征 急性期右上腹部有不同程度、不同范围的腹膜刺激征,Murphy 征阳性,胆囊区叩击痛;胆囊增大时,可扪及肿大而有触痛的胆囊。发生胆囊坏死、穿孔,可出现弥漫性腹膜炎。若病变发展较慢,大网膜黏膜连包裹胆囊,可形成边界不清、固定的压痛性包块。慢性期胆囊区有轻压痛和压之不适感。

(三)辅助检查

1. 实验室检查 80% 的患者有轻度白细胞升高,血清氨基转移酶、AKP 升高较常见;50% 的患者血清胆红素升高;30% 的患者血清淀粉酶升高。

2. 影像学检查　B 超、CT 检查对急性结石性胆囊炎的准确率为 65% ~ 90%。

（四）治疗原则

1. 非手术治疗　包括禁食、胃肠减压、补液；解痉、止痛；应用抗生素控制感染。胆囊炎症状控制后合并结石者，可行溶石治疗。

2. 手术治疗　包括胆囊切除术和胆囊造口术。

（刘　芳）

二、胆石症

胆石病（cholelithiasis）指发生于胆囊和胆管的结石；自然人群发病率为 10% 左右。随着生活水平的提高，胆结石的发病特点发生了明显变化，发生胆囊结石高于胆管结石、胆固醇结石高于胆色素结石，女性高于男性。

（一）病因和病理

胆结石形成因素复杂，多数学者认为主要与胆道感染和代谢异常等因素密切相关。

1. 胆道感染　各种原因所致胆汁滞留，细菌或寄生虫侵入胆道而致感染。胆汁内的大肠杆菌产生的葡萄糖醛酸酶使可溶性的结合胆红素水解为游离胆红素，后者与钙结合形成胆红素钙，促发胆红素结石形成。虫卵（常见为蛔虫、中华睾吸虫）和成虫的尸体，感染脱落的细胞，也可作为核心形成结石。

2. 代谢异常　胆汁内的主要成分为胆盐、磷脂酰胆碱和胆固醇，正常情况下，保持相对高的浓度而又呈溶解状态，该三种成分按一定比例组成，三种成分的聚合点均落在胆固醇饱和曲线；其中胆固醇一旦代谢失调，如回肠切除术后、胆盐的肝肠循环被破坏，三种成分聚合点落在 ABC 曲线范围外，既可使胆固醇呈过饱和状态，析出结晶，沉淀而成为胆固醇结石。

胆结石按其化学成分不同分三类：①胆固醇结石：约占50%,80%发生在胆囊,X线多不显影；②胆色素结石：约占37%,几乎均发生于胆囊,X线常不显影；③混合性结石：约占6%,60%发生在胆囊内,40%发生在胆管内,X线常可显影。

结石刺激胆道黏膜,使其分泌大量的黏液糖蛋白：结石形成后引起胆囊收缩能力减低；胆道阻塞使胆汁淤滞；胆汁引流不畅又有利于结石形成。主要病理变化有：①胆管梗阻；②继发感染；③胆管梗阻并感染可引起肝细胞损害,甚至发生肝细胞坏死或胆源性肝脓肿；胆管炎症反复发作可致胆汁性肝硬化；④胆石嵌顿于壶腹时可引起急、慢性胰腺炎；⑤胆道长期受结石、炎症及胆汁中致癌物质的刺激,可发生癌变。

（二）临床表现

临床表现取决于结石的大小,部位,是否合并感染、梗阻。无症状而在其他检查、手术或尸体解剖时被偶尔发现者,称静止性结石。

1. 症状

（1）消化道症状：大多数患者仅在进食后,特别是进食油腻食物后,出现上腹部或右上腹部不适,隐痛、饱胀、暖气、呃逆等,常被误诊为"胃病"。

（2）胆绞痛：为典型症状,当饱餐、进食油腻食物后胆汁分泌增加,胆囊收缩,或睡眠时改变体位,引起结石移位刺激胆道或嵌顿,而发生胆绞痛。疼痛多位于上腹部或右上腹部,呈阵发性,可向右肩胛部和背部放射,常伴有恶心、呕吐。

（3）寒战、高热：胆道梗阻继发感染后内压进一步升高,细菌及毒素经毛细胆管进入肝窦至肝静脉,引起全身性感染。胆管感染时患者寒战、高热明显高于胆囊感染,体温可高达39~40℃。

（4）黄疸：胆管梗阻后即可出现黄疸,其程度和持续时间取决于胆管梗阻的程度、有无并发感染和胆囊等因素有关。胆囊结石形成 Mirizzi 综合征时黄疸明显。黄疸时常有尿色变深,粪色变浅。

腹痛,寒战、高热和黄疸的典型临床表现称为 Charcot 三联征。

（5）Mirizzi 综合征:胆囊内较大结石持续嵌顿压迫胆囊壶腹部和颈部时,可引起肝总管狭窄或胆囊胆管瘘,以及反复发作的胆囊炎、胆管炎及梗阻性黄疸,称 Mirizzi 综合征(图 3-14)其发生率约占胆囊切除术患者的 0.7%～1.1%。解剖学变异,尤其是胆囊管与肝总管平行是发生本病的重要条件。

（6）胆囊积液:胆囊结石长期嵌顿但未合并感染时,胆汁中的胆色素逐渐被胆囊黏膜吸收,分泌的黏液性物质积存于胆囊形成胆囊积液。积液呈无色透明,故称为"白胆汁"。

（7）肝内胆管结石:肝内胆管结石一般无黄疸,但当双侧胆管均有梗阻或伴有感染时,则出现寒战、高热、黄疸。晚期发生胆汁性肝硬化,可引起门静脉高压征。

（8）其他:①胆囊结石进入胆总管后或胆总管的结石通过 Oddi 括约肌时引起损伤或嵌顿于壶腹部引起的胰腺炎,称为胆源性胰腺炎;②因结石压迫可致胆囊十二指肠瘘;③结石及炎症的反复刺激可诱发胆道癌变。

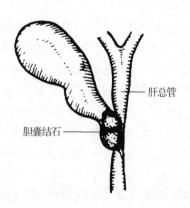

肝总管

胆囊结石

图 3-14 Mirizzi 综合征

2. 体征　胆道结石未合并感染时,仅有剑突下和右上腹部轻度压痛。如胆管内压过高或合并感染时,则剑突下和右上腹部有明显压痛。严重时如发生胆汁外渗,甚至发生胆管壁坏死者,可出现不同程度和范围的腹膜刺激征,并可出现肝区叩击痛。胆囊肿大时可被触及、并有触痛。

肝内胆管结石主要表现为肝呈不对称性肿大,肝区有压痛及叩击痛。合并感染和并发症时,则出现相应体征。

(三)辅助检查

1. 实验室检查

(1)血常规:白细胞计数及中性粒细胞升高。

(2)血清学检查:可有血清胆红素值及 1 分钟胆红素比值升高,血清氨基转移酶和(或)碱性磷酸酶升高;尿中胆红素升高,尿胆原降低或消失,粪中尿胆原减少。胆囊结石时升高不明显或无,胆总管结石是升高较显著。

2. 影像学检查

(1)B 超:为首选方法,对结石的诊断率高达 70%~90% 以上,在胆道疾病及黄疸的鉴别诊断中有重要意义。对黄疸原因可进行定位和定性诊断。亦可在手术中检查胆道并引导手术取石。

(2)放射学检查

1)腹部 X 线:15% 的胆囊结石可在腹部平片中显影。由于其确诊率较低,一般不作为常规检查手段。

2)口服胆囊造影(OC):口服碘番酸经肠道吸收后进入肝并随胆汁排入胆囊,含有造影剂的胆汁浓缩后使胆囊在 X 线下显影,可了解胆囊有无结石、肿瘤或息肉等。脂肪餐后可观察胆囊的收缩情况。

3)静脉胆道造影(IVC):经静脉注射造影剂后随肝分泌的胆汁排入胆道,可使胆道在 X 线下显影,以了解胆道系统有无结石、蛔虫、肿瘤、梗阻等;亦可了解胆囊、胆道形态和功能变化。该方法因受多种因素影响而显影率较低,故现已基本被核素胆道造影、内镜逆行胰胆管造影、PTC 等方法所取代。

4）经皮肝穿刺胆管造影（PTC）：在 X 线透视或 B 超引导下，利用特制穿刺针经皮肤经肝穿刺胆管，成功后将造影剂直接注入肝内胆管，使整个胆道系统显影，了解胆道梗阻情况及病变部位，必要时置管引流。该法为有创伤检查，有发生胆汁外漏、出血、胆道感染等并发症的可能，故术前应作好充分准备，术后注意观察并发症的发生。

5）内镜逆行胰胆管造影（ERCP）：可了解胆道及胰管有无梗阻、狭窄、受压，钳取组织行病理学检查，收集十二指肠液、胆汁和胰液行理化及细胞学检查，取出胆道结石等。

6）术中及术后胆管造影：胆道手术时，可经胆囊管插管至胆总管做胆道造影。术后拔除 T 形管前，应常规行 T 型管造影，检查胆道有无残余结石、狭窄，了解胆总管下端或胆肠吻合口通畅情况。

7）CT、MRI：能清晰地显示肝、胆、胰的形态和结构，结石、肿瘤或梗阻的情况，准确性较高。主要用于 B 超诊断不清，疑有肿瘤的患者。

8）核素扫描检查：适用于肝内胆管结石、急慢性胆囊炎、胆道畸形、胆道术后观察以及黄疸的鉴别诊断。

9）纤维胆道镜检查：用于协助诊断和治疗胆道结石，了解胆道有无狭窄、畸形、肿瘤、蛔虫等。术中胆道镜（IOC）：术中经胆总管切口直接置入胆道镜进行检查和治疗，适用于：①术前胆道疾病诊断不明；②术中发现与术前诊断不符；③胆囊造瘘取石术及腹腔镜取石术后。术后胆道镜（POC）适用于：①胆道术后疑有残余结石、胆道蛔虫、狭窄、肿瘤等；②胆道出血。术后单纯胆道镜检查应于术后 4 周、胆道镜取石于术后 6 周方可进行。

（四）治疗原则

根据临床症状和体征，结合辅助检查，一般可明确诊断。

结石直径较小时,可应用药物排石治疗,目前主要以手术治疗为主。

1. 胆囊结石　胆囊切除是治疗胆囊结石的首选方法。对于无症状的胆囊结石,一般认为不需立即行胆囊切除,只需观察和随诊。对于老年,有严重疾病不能耐受手术者,可考虑溶石治疗。

2. 肝外胆管结石　肝外胆管结石目前以手术治疗为主。常用手术方法有:①胆总管切开取石加T形管引流;②胆肠吻合术;③Oddi括约肌成形术;④经内镜下括约肌切开取石术。

3. 肝内胆管结石　肝内胆管结石的治疗采用以手术为主的综合治疗。手术方法:①高位胆管切开取石;②胆肠内引流;③去除肝内感染性病灶。

4. 中西医结合治疗　在手术和其他综合治疗的同时,可配合针灸和服用消炎利胆类中药,对控制炎症,排除结石有一定作用。

5. 残石的处理　术后T形管造影发现胆道残留结石时,可拔除T形管。经其窦道插入纤维胆道镜取石或经T形管注入接触性溶石药物。

（陈丽丽）

三、急性梗阻性化脓性胆管炎

急性胆管炎是细菌感染引起的胆道系统的急性炎症,大多在胆道梗阻的基础上发生。如胆道梗阻未能解除,感染未被控制,病情进一步发展至胆道系统脓液形成,称为急性梗阻性化脓性胆管炎(acute obstructive suppurative cholangitis, AOSC),急性胆管炎和AOSC为同疾病的不同发展阶段。

（一）病因和病理

最常见原因为胆管结石(76.0% ~ 88.5%),其次为胆道蛔虫

（22.6%～26.6%）和胆管狭窄（8.7%～11.0%），胆管及壶腹部肿瘤，原发性硬化性胆管炎，胆肠吻合术后，经 T 形管造影或 PTC 术后亦可引起。正常情况下，由肠道经门静脉系进入肝的少量细菌可被肝单核-巨噬细胞系统所吞噬。即使由于正常的防御机制未能防止细菌进入胆汁，或细菌由肠道逆行进入胆道，如胆道系统完整无损，胆汁引流通畅，也足以清除胆汁中的细菌。但当胆管梗阻时，胆汁中的细菌则大量繁殖而导致胆管炎或化脓性变化。

胆道梗阻后，胆管内压升高，梗阻以上胆管扩张，管壁增厚，胆管黏膜充血、水肿，炎性细胞浸润，黏膜上皮糜烂脱落，形成溃疡。肝充血肿大，镜下肝细胞肿胀、变性，汇管区炎性细胞浸润，胆小管胆汁淤积。病变晚期肝细胞发生大片坏死，胆小管可破裂形成胆小管门静脉瘘，可在肝内形成多发性脓肿及引起胆道出血。肝窦扩张，内皮细胞肿胀，内含胆色素颗粒血栓。大量细菌和毒素经肝静脉进入体循环引起全身性化脓性感染和多器官功能损害或衰竭。

（二）临床表现

患者多有胆道疾病史或胆道手术史，发病急剧，病情进展快，并发症严重。除有一般胆道感染的 Charcot 三联征（腹痛、寒战高热、黄疸）外，可较快出现休克、神经中枢系统受抑制表现，即 Reynolds 五联征。

1. 症状

（1）发热：起病初期即出现明显寒战、发热，体温持续升高。

（2）疼痛：疼痛依据梗阻部位而异，肝外梗阻者明显，呈上腹部阵发性剧烈绞痛或持续性胀痛，肝内梗阻者较轻或无。

（3）黄疸：多数患者可出现明显黄疸，但如仅为一侧肝胆管梗阻可不出现黄疸，行胆肠内引流术后的患者黄疸较轻或无。

（4）神经系统症状：主要表现为精神淡漠、嗜睡、神志不清，甚至昏迷；合并休克时可表现为躁动、谵妄等。

2.体征 体温常持续在 39～40℃或更高。脉搏快而弱，可达 120 次 / 分以上，血压下降，呈急性重病容，可出现皮下斑或全身发紫。剑突下及右上腹部有不同范围和不同程度的压痛或腹膜刺激征；可有肝大及肝区叩击痛，Murphy 征阳性有时可扪及肿大的胆囊。

（三）辅助检查

1.实验室检查 白细胞常大于 $20 \times 10^9/L$，中性粒细胞升高，胞浆内可出现中毒颗粒。血小板计数降低，如小于（10～20）× $10^9/L$ 表示预后严重。凝血酶原时间延长，肝、肾功能受损，低氧血症、脱水、酸中毒、电解质紊乱较常见，特别是老年人或合并休克者。

2.影像学检查 以 B 超为主，可床旁检查，能及时了解胆道梗阻的部位和病变性质，以及肝内、外胆管扩张等情况。必要时可行 CT、ERCP 等检查进一步明确诊断。

（四）治疗原则

1.非手术治疗 既是治疗的手段，又可作为术前准备。①联合应用足量有效的广谱抗生素。②纠正水、电解质、酸碱紊乱。③恢复血容量，纠正休克；应用肾上腺糖皮质激素，血管活性剂，改善通气功能。④对症给予解痉、止痛剂、应用维生素 K 等处理。如病情严重或恶化者应立即手术治疗。

2.手术治疗 首要目的在于抢救患者生命，手术应力求简单有效。常采用胆总管切开减压、取石、T 形管引流。

3.其他方法 经内镜鼻胆管引流术（ENAD）；当胆囊肿大时，亦可行胆囊穿刺置管引流。

四、胆道蛔虫病

胆道蛔虫病（biliary ascariasis）指肠道蛔虫上行钻入胆道后所引起的一系列临床症状。以青少年和儿童多见，农村发病率高于城市。随着卫生条件的改善，近年来本病发生率已有明显下降。

（一）病因和病理

蛔虫寄生于中下段小肠内,喜碱厌酸。当其寄生环境改变时,如胃肠道功能紊乱、饥饿、发热、驱虫不当等,蛔虫可上行至十二指肠,如有 Oddi 括约肌功能失调,有钻孔习性的蛔虫即可钻入胆道。蛔虫钻入刺激 Oddi 括约肌引起强烈痉挛诱发胆绞痛,亦可诱发急性胰腺炎;虫体带入的细菌可引起胆道感染,甚至引起急性梗阻性化脓性胆管炎、肝脓肿等。蛔虫可经胆囊管钻入胆囊,引起胆囊穿孔。虫体在胆道内死亡后,其残骸及虫卵可成为结石形成的核心。

（二）临床表现

突发性剑突下阵发性钻顶样剧烈绞痛,可向右肩背部放射,患者多坐卧不安,呻吟不止,大汗淋漓,常伴有恶心、呕吐或呕出蛔虫。疼痛可突然缓解,间歇期宛如正常人,片刻后可突然再次发作。体格检查一般仅有剑突下或稍右方有轻度深压痛。若合并胆道系统感染、胰腺炎时,出现相应的症状和体征。

（三）辅助检查

B 超为本病首选检查方法,可见胆管内有平行强光带,偶见活虫体蠕动。ERCP 偶见胆管开口处有蛔虫,并可行取虫、胆道引流治疗。

（四）处理原则

剧烈的腹部绞痛与腹部体征轻微不相称是本病的特点,结合 B 超或 ERCP 检查,一般可明确诊断。以非手术治疗为主,仅在非手术治疗无效或出现严重并发症时才考虑手术治疗。

1. 非手术治疗 ①解痉止痛;②利胆驱虫;③抗感染治疗;④ERCP 取虫。

2. 手术治疗方法 无合并症者可采用胆总管探查取虫及 T 形管引流;有合并症时选用相应术式。术中和术后均应行驱虫治疗,以防复发。

五、护理

(一)护理评估

1. 术前评估

(1)健康史:了解患者年龄、性别、饮食习惯、营养状况、工作环境、妊娠史等。有无反酸、嗳气、饭后饱胀、厌油腻食物、进食后引起腹痛发作或不适感史;有无类似发作史,有无粪便排出蛔虫史。了解有无胆道疾病,胆道手术史。有无慢性疾病和重要器官功能不全史。以及家族中有无类似疾病史。

(2)身体状况

1)了解腹痛的诱因、性质、部位、程度,有无放射性痛及疼痛部位的变化。有无伴随消化道症状;局部有无腹膜刺激征,其部位、范围、程度;有无肝大、肝区压痛和叩击痛,有无胆囊肿大,有无压痛性包块、Murphy 阳性等。

2)有无黄疸,出现的时间、变化过程和程度;有无皮肤瘙痒、尿黄等;有无发热、寒战,其程度及变化;有无表情淡漠、反应迟钝、嗜睡、甚至昏迷;有无休克现象出现或可能、有无脱水及循环血容量不足的表现;重要器官有无功能障碍。

3)辅助检查 B 超、CT 检查阳性发现,血常规、血清学各项检查结果有无异常及其程度;重要器官功能状态。

(3)心理 - 社会状况:了解患者及其家属对疾病的发生、发展、治疗及护理措施的了解程度;对术前治疗和护理配合知识的掌握程度。了解患者的心理承受能力,家庭经济承受能力,其家属和社会对患者的关心、支持程度。

2. 术后评估

(1)了解麻醉方式,手术名称,术中失液量、补液量及性质,放置引流管的部位、数量、目的,手术经过是否顺利,术中病情变化情况。

（2）了解术后生命体征是否平稳，如原有休克时，休克是否得到控制或好转。

（3）引流管是否通畅，引流液的颜色、性质、量；引流管口有无渗血、渗液。有无并发症发生，重要器官功能状态，患者疼痛是否缓解。

（4）了解患者及其家属对术后各种不适的心理反应，对术后康复知识的掌握程度，是否担心并发症及预后，对患者的支持程度。

（5）了解有无腹腔感染、胆汁性腹膜炎、胆囊管残端炎、胆瘘、结石残留等并发症发生。有无肝功能不全发生或可能。

（二）护理问题

1. 疼痛 与炎症反应刺激，胆道梗阻、感染，手术创伤有关。

2. 体温升高 与术前感染、术后炎症反应等有关。

3. 营养失调：低于机体需要量 与摄入量不足、消耗增加等有关。

4. 体液不足 与 T 形管引流、呕吐、感染性休克等有关。

5. 焦虑、恐惧 与胆道疾病反复发作危重，担心手术及预后有关。

6. 潜在并发症：休克、胆瘘、胆道结石残留、腹腔感染、肝功能不全等。

（三）护理目标

1. 患者疼痛缓解或减轻。

2. 体温恢复正常，感染未发生或得到控制。

3. 营养状况得到改善，恶心、呕吐消失，消化功能恢复正常。

4. 体液维持正常，休克得到控制、纠正。

5. 焦虑减轻或消失，心情舒畅，能够积极配合治疗和护理。

6. 未发生并发症，或并发症得到预防、被及时发现和处理。

（四）护理措施

1. 术前护理

（1）一般护理：急性期或准备手术者，应禁食或胃肠减压。积极补充体液、电解质和足够的热量等，以维持患者水、电解质、酸碱平衡和良好营养状态。慢性或非手术治疗病情稳定者，给以低脂肪、低蛋白、高热量、高维生素易消化饮食。体温升高者给以降温处理。

（2）病情观察：胆道疾病多为急、重症，病情变化快，应动态观察患者生命体征，循环血容量，心、肺功能状态变化；定时检查血清学等各项化验指标变化。若出现腹痛加重，腹痛范围扩大等，应考虑病情加重，并及时报告医师，并积极配合处理。

（3）防治休克：建立两条以上有效静脉通路，有条件时应放置中心静脉导管；快速给予补液，恢复有效循环电容量；留置尿管；准确记录24小时出入量，保持水、电解质和酸碱平衡。

（4）疼痛护理：根据疼痛的部位、性质、程度、诱因，采取积极护理措施给以缓解。先给予解痉剂扩张胆管，使胆汁得以引流减轻梗阻；抑制胆道收缩，降低胆道内压力，可达到缓解疼痛的目的。明确诊断和治疗方案后或术前给予止痛剂。

（5）防治感染：胆道系统致病菌主要为肠道细菌，以大肠埃希和厌氧菌为主；故选用2~3种有效抗生素，遵医嘱联合应用。

（6）术前准备：急诊患者在抢救、治疗的同时，应完善术前各项准备，留置胃肠减压，配血等。需手术治疗的非急诊患者，应行常规术前准备。

（7）心理护理：根据患者及其家属不同的文化层次和病情，耐心倾听患者及其家属的诉说，根据具体情况给予安慰和解释，说明治疗方法的目的、意义、疾病的转归、手术的重要性和必要性，使患者及其家属消除顾虑、能够积极配合治疗和护理。

2. 术后护理

（1）一般护理：胃肠功能恢复后给予流质饮食，3~5天后给以低脂肪、高蛋白、高维生素易消化食物,禁油腻食物及饱餐。

（2）病情观察:注意观测患者生命体征变化,腹部症状和体征,有无腹膜刺激征出现,胃肠功能恢复情况。急性梗阻性化脓性胆管炎患者多在术前已发生休克,手术虽使病情缓解但对重要器官功能仍有损害;术后在严密观察患者生命体征的变化同时,准确记录各项指标。观察引流液的色、量、性质。发现异常及时报告医师,并积极配合医师进行治疗。

（3）防治感染:观察患者体温变化,遵医嘱合理应用抗生素。

（4）维持水、电解质和酸碱平衡:禁食、胃肠减压、胆管引流使消化液和体液丢失较多,应准确记录引流量,及时补充晶体和胶体液,以保持内环境稳定。

（5）引流管的护理:术后常放置胃肠减压和腹腔引流管,术后2～3日,胃肠功能恢复后可拔除胃管;腹腔引流液小于10ml,无腹膜刺激征,可拔除腹腔引流管。若引流液含有胆汁,应考虑胆瘘发生,应妥善固定引流管,通畅,密切观察腹部变化,配合医师行非手术或手术治疗。

3. T形管引流的护理　胆总管探查或切开取石术后常规放置T形管引流。

（1）目的:①引流胆汁;②引流残余结石;③支撑胆道。

（2）固定方法:术后除用缝线将T形管固定于腹壁外,还应用胶布将其固定于腹壁皮肤。但不可固定于床上,以防因翻身、活动、搬动时受到牵拉而脱出。对躁动不安的患者应有专人守护或适当加以约束,避免将T管拔出。

（3）保持有效引流:平卧时引流袋应低于腋中线,站立或活动时应低于腹部切口,以防胆汁逆流引起感染。若引流袋的位置较低,可使胆汁流出过量,影响脂肪的消化和吸收。避免T形管受压、扭曲、折叠,经常给予挤捏,保持引流通畅。若术后1周内发现阻塞,可用细硅胶管插入管内行负压吸引;1周后阻塞,可用生理盐水加庆大霉素8万U严格无菌下低压冲洗。

（4）观察并记录引流液的颜色、量和性状：术后 24 小时内引流量较少，常呈淡红色血性或褐色、深绿色，有时可含有少量细小结石和絮状物；以后引流量逐渐增加，呈淡黄色、渐加深呈橘黄色，清亮，随着胆道末端通畅，引流量逐渐减少。若胆汁突然减少甚至无胆汁流出，则可能有受压、扭曲、折叠、阻塞或脱出，应立即检查，并通知医师及时处理。若引流量较多，常提示胆道下端引流不畅或梗阻。

（5）预防感染：长期置管者，每周更换无菌引流袋 1~2 次。引流管周围皮肤每日 75% 乙醇消毒，管周垫无菌纱布，防止胆汁浸润皮肤引起红肿、糜烂。行 T 形管造影后，应立即接好引流袋进行引流，以减少造影对胆道的刺激和继发胆道感染，造影后常规应用抗生素 2~3 天。

（6）拔管：术后 2 周以上；患者无腹痛，发热，黄疸已消退；血常规、血清黄疸指数正常；胆汁引流量减少至 200ml，引流液呈黄色清亮无沉渣；胆管造影或胆道镜证实胆管无狭窄、结石、异物、通畅良好；试夹管 24~36 小时以上无不适可考虑拔管。拔管前引流管应开放 2~3 天，使造影剂完全排出。拔除后残留窦道用凡士林纱布填塞，1~2 日内可自行闭合。

（五）护理评价

1. 患者疼痛是否得到有效控制，有无疼痛的症状和体征。

2. 体温是否恢复正常，感染是否得到有效控制。

3. 营养需求能否维持，体重有无减轻，饮食、消化吸收是否良好。

4. 体液是否维持正常，休克是否被及时发现和纠正。

5. 其家属焦虑是否减轻，情绪是否稳定，能否积极配合治疗和护理。

6. 未发生并发症，或得到预防、被及时发现和处理。

（六）健康指导

1. 选择低脂、高糖、高蛋白、高维生素易消化饮食，避免暴饮暴食。养成良好的饮食和休息习惯。

　　2. 培养良好的卫生习惯，做到餐前、便后洗手，水果等彻底清洗后再食用。有排虫史者及时驱虫，或秋末预防性驱虫。驱虫时宜于清晨空腹或睡前服药。

　　3. 带 T 形管出院的患者告知出院后的注意事项，妥善固定引流管，按时更换引流袋，注意观察引流液的颜色、量和性质，发现异常及时到医院就诊。

（陈丽丽）

一、急性胰腺炎患者的护理

（一）概述

急性胰腺炎是常见的急腹症之一，是严重的胰腺病变。它是胰酶在胰腺内被激活引起胰腺自身消化的化学性炎症。炎症较轻者有胰腺充血、水肿，重者有出血、坏死。急性胰腺炎不仅可引起急性腹膜炎，而且常引起休克等严重并发症，病情凶险，死亡率高。根据病理变化，急性胰腺炎一般分为间质性（水肿性）胰腺炎和出血性（坏死性）胰腺炎两种。水肿性胰腺炎病情较轻，有自限性，急性发作后可恢复，预后较好；坏死性胰腺炎临床表现较重，并发症多，预后差。

（二）病因及发病机制

急性胰腺炎病因较为复杂，国内外文献报道主要有以下发病原因。

1. 胆道疾病　大部分急性胰腺炎患者有胆道疾病。胆总管与主胰管有共同通路，胆道疾病如胆石症、胆道蛔虫症、胆管炎等造成壶腹部狭窄，使共同通路受阻，胆汁和胰液引流不畅，胆汁反流进入胰管，激活胰酶，引起胰腺组织损害。胆道疾病还可能损伤胆总管、壶腹部，造成 Oddi 括约肌暂时性松弛，使含有肠激酶的十二指肠液反流进入胰管，激活胰酶，引起急性胰腺炎。由胆道疾病所引起的急性胰腺炎称为胆源性胰腺炎。

2. 过量饮酒　长期饮酒也是急性胰腺炎发作的常见原因。

酒精可引起促胃液素增多,刺激胰液分泌增加同时还可引起 Oddi 括约肌痉挛、水肿,造成胰液引流不畅;此外,酒精还对胰腺腺泡细胞有直接损害作用。长期饮酒者在急性胰腺炎第一次发作之前往往已经有未被诊断的慢性胰腺炎存在。

3. 高脂血症 高脂血症诱发急性胰腺炎的机制,还不十分明确,可能是三酰甘油在胰脂酶的作用下生成游离脂肪酸,直接损伤腺泡所致。高脂血症所致血黏度升高也可能加重胰腺病变和其他器官功能损害。近年来,重症急性胰腺炎伴有高血脂的患者愈来愈多。

4. 其他饮食因素 如暴饮暴食,感染因素如流行性腮腺炎、败血症等,与外伤及手术有关的创伤因素,与妊娠和高血钙有关的内分泌和代谢因素,与使用利尿剂及避孕药有关的药物因素,情绪因素等。

正常情况下,酶原如胰蛋白酶原和糜蛋白酶原在胰腺组织内没有活性,胰腺和血液中也有抑制胰酶的物质;胰管上皮有黏多糖层保护,因此胰液不会损害胰腺组织。当胰液引流受阻时,胰液反流进入胰腺组织,同时,胰管上皮因管内压力增高或因反流胆汁的作用而受损,胰酶被激活而对胰腺组织起消化作用。胰腺发生充血、水肿,包膜紧张度增高。显微镜下可见急性炎症反应,但坏死病灶尚不多。此种改变称为水肿性胰腺炎。如梗阻因素不能及时解除或发病开始即有胰腺组织的大量破坏,胰腺可能发生广泛的自体消化,多种胰酶被激活,造成血管壁损害、脂肪分解,胰腺发生出血、坏死,称为坏死性胰腺炎。如胰液侵犯到腹膜后和腹膜腔,腹腔内可出现血性腹水,大小网膜、肠系膜、腹膜后脂肪组织发生溶解,形成皂化斑;浆膜下有多处出血斑或血肿形成,甚至胃肠道也有水肿、出血等改变。

急性胰腺炎得到控制后,可能形成胰腺假性囊肿或慢性胰腺炎,在某些条件下慢性胰腺炎又可转为急性过程,称为复发性胰腺炎。

(三)病理

水肿性胰腺炎大体上可见胰腺肿大、水肿、分叶模糊、质脆,累及部分或整个胰腺,胰腺周围有少量脂肪坏死。显微镜下可见间质水肿、充血和炎症细胞浸润、点状脂肪坏死、无明显实质坏死和出血。

出血坏死性胰腺大体上呈红褐色或灰褐色,有新鲜出血区,分叶结构消失,有大范围的脂肪坏死和钙化斑。病程长者可并发脓肿、假性囊肿或瘘管形成。显微镜下见胰腺凝固性坏死、细胞结构消失。坏死灶周围有炎性细胞包绕。常见静脉炎、淋巴管炎、血栓形成和出血坏死。

(四)护理评估

1. 健康史 评估患者饮食习惯,如是否喜油腻饮食、是否有长期大量饮酒习惯;发病前有无暴饮暴食;既往有无胆道病史、高脂血症或慢性胰腺炎病史;近期有无腮腺炎、肝炎、伤寒等疾病发生;近期有无腹部外伤或手术史;是否使用过诱发胰腺炎的药物等。

2. 身体评估

(1)腹痛:剧烈腹痛是急性胰腺炎的主要症状。疼痛发生于饱餐或饮酒后,突然发生,非常剧烈,一般镇痛剂不能缓解,多位于左上腹、向左肩及左腰背部放射。胆源性患者腹痛始发于右上腹,逐渐向左侧转移。病变累及全胰时,疼痛范围较宽并呈束带状向腰背部放射。当炎症侵及后腹膜和腹膜腔时,疼痛呈全腹性,没有明确定位。胰腺包膜紧张和胰管梗阻是疼痛的原因,腹痛放射至背部是由于胰腺炎症刺激神经根所致。

(2)腹胀:与腹痛同时存在,是腹腔神经丛受刺激产生肠麻痹的结果,早期为反射性,继发感染后则由腹膜后的炎症刺激所致。腹膜后的炎症越严重,腹胀越明显。腹胀进一步加重时,表现为腹内高压,严重时引起器官功能障碍,被称为腹腔间隔室综合征,常见于暴发性胰腺炎。

(3)恶心、呕吐:早期即可出现,常与腹痛伴发。呕吐剧烈而频繁。呕吐物通常是胃十二指肠内容物,也可呈胆汁样,偶可呈咖啡色。呕吐后疼痛不缓解。

(4)腹膜炎体征:上腹部或全腹部有触痛或反跳痛,并伴有腹肌紧张、肠鸣音减弱或消失,移动性浊音多为阳性。

(5)发热:急性胰腺炎早期,只有中度发热,约38℃,胆源性胰腺炎伴有胆道梗阻者,可有高热、寒战。胰腺坏死有感染时,高热为主要症状之一。

(6)黄疸:部分患者有黄疸,程度一般较轻。需要仔细观察。因为黄疸提示胆道梗阻存在。

(7)休克:可发生于早期或后期,是急性胰腺炎最常见的并发症。其原因是胰蛋白酶、血小板破坏,组织坏死、感染毒素等使大量血管活性物质释放,加之失液、心肌抑制因子释放、弥散性血管内凝血等促进了休克的发生。患者表现为血压下降、呼吸加快、四肢厥冷、面色苍白、表情淡漠、尿少或无尿等。

(8)出血征象:由于溶纤维蛋白酶和弹力蛋白酶损伤血管壁或由于弥散性血管内凝血,可出现出血征象,如皮肤瘀斑、腰部出现蓝 - 棕色斑(Gray-Turner 征)或脐周蓝色改变(Cullen征),还可出现呕血、便血等。

(9)其他:如急性胰腺炎并发休克和感染,常可导致急性肾衰竭、急性呼吸窘迫综合征、中毒性脑病等多器官功能障碍综合征,出现呼吸困难、发绀、焦虑、心律失常、尿少或无尿、定向力障碍、谵妄等。

3. 辅助检查

(1)胰酶测定:血清、尿淀粉酶升高对诊断急性胰腺炎有意义。血清淀粉酶在发病数小时开始升高,24 小时达高峰,4~5天后逐渐降至正常;尿淀粉酶在 24 小时才开始升高,48 小时达高峰,下降缓慢,1~2 周恢复正常。血清淀粉酶超过 500U/

dl（正常值 40～180U/dl，Somogyi 法），尿淀粉酶也明显升高（正常值 80～300U/dl，Somogyi 法），有诊断价值。因此发病当日夜测定血清淀粉酶，而次日起可测定尿淀粉酶。淀粉酶值愈高，诊断正确率也越大。但淀粉酶升高的幅度和病变严重程度不成正相关。血清淀粉同工酶的测定提高了本病诊断的准确性。虽然血清淀粉酶升高，但 P- 同工酶不高也不能考虑急性胰腺炎的诊断。

（2）腹腔穿刺：腹腔穿刺液中淀粉酶明显增高，腹腔积液为血性。

（3）B 超、CT：可以了解胰腺病变部位、性质及周围组织情况。

（4）腹部 X 线平片：可见左肺下叶不张、胃肠胀气、膈肌上升、左下胸腔积液等。

4．心理 - 社会评估

（1）评估患者是否了解疾病发生的原因以及治疗方法。

（2）评估患者对疾病的反应，有无焦虑、恐惧等。

（3）评估患者的社会支持情况，评估能够为患者提供支持的关键人物对患者病情、治疗方案、预后的了解程度及其反应。

（五）护理诊断及医护合作性问题

1．疼痛　与胰腺及周围组织炎症有关。

2．焦虑　与担心疾病预后有关。

3．体温过高　与感染有关。

4．营养失调：低于机体需要量　与禁食及机体消耗有关。

5．潜在并发症　水、电解质紊乱，与禁食、呕吐、胃肠减压、感染有关。

6．外周组织灌注减少　与禁食、呕吐、胰腺严重病变有关。

7．低效性呼吸型　与剧烈疼痛、胸腔积液有关。

8．知识缺乏　缺乏疾病的预防及治疗方面的知识。

（六）计划与实施

通过治疗和护理，患者能够了解疾病的预防及治疗的知识,能够正确面对疾病的发生,焦虑程度减轻;患者体温能够维持正常,患者的营养状况能够得到改善;能够有效地呼吸;护士能够及时发现并发症或患者没有发生严重的并发症如急性肾衰竭、急性呼吸窘迫综合征、心律失常等;患者在恢复后,能够表示改变不良的生活习惯。

1. 胃肠减压的护理　胃肠减压可以引流出胃液、从而减少胰液的分泌,并可减轻呕吐和腹胀。因此,急性胰腺炎发作期间,患者应禁食,并留置胃肠减压。留置胃肠减压期间,应保持负压吸引的有效状态,负压一般是 $-12 \sim -15cmH_2O$;各连接部位不能有漏气;妥善固定,防止患者在活动时将胃管拔出;保持胃管通畅,每天应用生理盐水冲洗胃管,每次约 30～50ml;观察胃液的颜色、性质和量并准确记录,急性胰腺炎患者胃液一般呈黄绿色,如合并有应激性溃疡,则呈红色或咖啡色,如果每日引出的胃液量少于 100ml,且患者呕吐、腹痛或腹胀症状不缓解,应怀疑胃管是否堵塞、脱出等;如果胃液量多,应注意患者电解质的变化,过多的胃酸被吸出,可能会出现代谢性碱中毒;每日应给予患者雾化吸入和口腔护理。

2. 饮食护理　急性胰腺炎发作期间,由于禁食、呕吐、胃肠减压和疾病消耗,患者会出现营养状况差,水、电解质紊乱等。因此,护士应观察患者营养状况和水、电解质水平,如每周测体重、观察患者皮肤弹性、准确记录每日出入量、了解水、电解质、酸碱平衡状况。当急性胰腺炎症状消退,可进无脂、低蛋白流质食物,如果汁、藕粉、米汤、面汤等病情进一步好转,进低脂流质饮食,如鸡汤、豆浆、蛋汤等;以后逐渐进低脂半流食,每日 5～6 餐;痊愈后,严禁暴饮暴食,禁烟酒,忌辛辣食物,饮食宜低脂、易消化,以免复发。护士应向患者及其家属讲解各阶段饮食的内容和意义,并观察患者进食情况,要了解患者家属为患者提供的食物。

3. 用药的护理

(1)解痉镇痛药:可给予阿托品或山莨菪碱肌注 2~3 次/日,疼痛剧烈者,可同时加用哌替啶(50~100mg)。避免使用吗啡,以免引起 Oddi 括约肌痉挛。

(2)抑制胰腺外分泌药物

1)抗胆碱药:如阿托品、山莨菪碱等,抗胆碱药能够起到减少胰液分泌的作用,但能引起口干、心率加快等不良反应。青光眼、前列腺肥大和肠麻痹者不宜使用阿托品,因阿托品可加重青光眼和排尿困难的症状,可加重腹胀。

2)抑制胰腺分泌及胰酶抑制剂:H_2 受体阻滞剂(如西咪替丁)可间接抑制胰液分泌;生长抑素(如奥曲肽)能抑制各种因素引起的胰酶分泌,减轻 Oddi 括约肌痉挛,但价格昂贵;胰蛋白酶抑制剂如抑肽酶等。

(3)抗菌药物:大多数急性胰腺炎常合并细菌感染,如大肠杆菌、变形杆菌感染等,合理使用抗生素可以有效地防止或控制感染。

(4)乌司他丁:乌司他丁是在人尿液中发现的尿胰蛋白酶抑制剂,无免疫原性,安全性较高。乌司他丁通过抑制多种胰酶活性、控制炎症递质过度释放、改善微循环和组织灌注等,从而缓解胰腺炎的临床症状,减轻炎症递质对胰腺功能的损害,减少急性肾衰竭、胸水等并发症的发生。

(5)清胰汤方剂:清胰汤方剂为天津市南开医院经多年研制而成的经验方。目前临床上大多根据患者的症候特点给予药味的加减。基本药物组成为黄芩、元胡、白芍、大黄、柴胡、木香等,通方具有清热解毒、通便排毒、去浊化湿之功效。其中柴胡、白芍疏肝理气,黄芩清热解毒,木香行气化滞,元胡行气止痛,大黄通腑泻下,诸药相伍,使脏腑气机得以疏利,实热之邪得解,以达到减轻病痛的目的。

4. 心理护理 急性胰腺炎发病急,病情重,并发症多,患者往往没有足够的思想准备,因此,容易产生焦虑和恐惧心理。胰腺炎恢复较慢,尤其是重症患者,需要较长的治疗时间,患者会出现烦躁情绪,甚至不配合治疗。因此,应多与患者沟通,了解患者的心理需求;向患者介绍治疗方案及其意义、增加患者对预后的信心,使之积极配合治疗加强与患者家属的沟通,鼓励家属多与患者交谈、解除患者的不良情绪对于患者及家属提出的疑问,给予恰当的解答。

5. 手术患者的护理 急性胰腺炎轻型患者可采用非手术疗法、而重型则需要手术治疗。手术方法有清除坏死组织、灌洗引流和规则性胰腺切除,如是胆源性胰腺炎,则需手术解除胆道疾病,并留置"T"管。为减轻术后胃内压力,可行胃造瘘术;术后若需要营养支持,常行空肠造瘘术。

(1)术前护理

1)严密观察病情,防止水、电解质和酸碱失衡及多器官功能障碍综合征。

2)术前常规准备,备皮、配血、皮试,如非急诊手术,给予灌肠等。

3)心理护理:急性胰腺炎需急诊手术者,往往对手术没有很好的思想准备,护士应对患者及家属说明手术前的准备和意义,使其积极配合;与患者交谈时,不要过多的谈论病情,以免加重患者的紧张心理;保持环境的整洁和安静,使患者能得到充分的休息。

(2)术后护理

1)严密观察生命体征

2)"T"管的护理:留置"T"管的目的是为了减小胆道张力、保护吻合口;避免胆汁渗漏所致胆汁性腹膜炎;促进胆道炎症消退;防止胆道狭窄或梗阻形成。"T"管的护理应注意以下方面:①妥善固定:将"T"管接引流袋,并固定在床边。注意检查"T"管在皮肤外固定情况,一般将"T"管用缝线结扎固定。连接管的长度要适宜,如果过短,患者翻身不慎可将"T"管拉出,而过长则易扭曲、受压,使胆汁引流不畅。②保持引流通畅:如观察胆汁引流量突然减少,应注意是否有管道堵塞、扭曲、受压。如有堵塞,可用手由近向远挤压引流管或用少量无菌盐水缓慢冲洗,切勿用力推注。③保持清洁:引流袋应定期更换,更换时应无菌操作。④观察并记录胆汁量及性状:胆汁引流一般每天约 300~700ml,呈深绿色或棕黄色,混浊或有泥沙样沉淀为异常现象。⑤拔管:手术后 10~14 天,胆总管下端逐渐恢复通畅,可做拔管准备。拔管前,应行"T"管造影,以了解胆管是否通畅,如胆管已通畅,可考虑拔管,造影后仍需接引流管继续引流 2~3 天,如未发生黄疸、发热等,再将引流管夹闭,观察 2~3 天,患者无症状出现,即可将引流管拔出。如有恶心、腹痛、发热等症状,则仍需引流。

3)双套管引流的护理:双套管是用两根粗细不等的乳胶管,细管套入粗管内。细管内径为 0.4~0.6cm,头端有一侧孔,粗管内径为 0.8~1.0cm,围绕管壁有 6~8 个孔,两管之间借负压吸引相互流通,以使引流通畅无阻。由于双套管开孔较多,接触面大,故引流效果好。

使用双套管引流时,应将近端置于引流腔的最低位,将管妥善固定;保持引流管周围皮肤清洁干燥,可用凡士林纱布或氧化锌油膏保护局部皮肤;观察引流液的颜色、性质和量,如果引流液突然减少,患者有腹胀伴发热,应及时检查管腔有无堵塞或管是否滑脱。如有堵塞可用生理盐水冲洗。

4)胃造瘘及空肠造瘘的护理:胃造瘘可以保证胃的减压,空肠造瘘可以供给营养物质,但经静脉给营养者,可不行空肠造瘘。术后,造瘘管要妥善固定,保持管道通畅,如有堵塞,可用生理盐水冲洗,瘘管周围皮肤用凡士林纱布保护。

5)腹腔冲洗的护理:腹腔冲洗可清除腹腔内渗出物,减少毒性物质吸收入血液循环。冲洗时,保持腹腔冲洗管的通畅。

操作时保持无菌,冲洗液应现配现用,温度适宜,观察冲洗出液体的颜色和量;保证冲洗液出入量的平衡。

6. 预防并发症的护理

(1)观察生命体征的变化:给予心电监测,及时发现休克表现,如血压下降、四肢厥冷、面色苍白等,如有上述症状发生,应及时通知医师,尽快建立静脉通路或加大输液速度,遵医嘱给药、为患者保暖。

(2)及时发现呼吸窘迫综合征:表现如呼吸困难、发绀、血氧饱和度下降等。如出现异常表现,应及时给予氧气吸入、保持呼吸道通畅、遵医嘱给药、并做好气管插管的准备和配合,给予呼吸机辅助呼吸。

(3)留置导尿:保持尿管通畅,观察尿液的颜色、性质、量。如发生少尿或无尿,及时通知医师。遵医嘱给予利尿剂并观察用药后的效果。必要时,给予血液透析或血滤。

(4)了解患者凝血功能。如出、凝血时间,呕吐物、排泄物的颜色,穿刺后止血时间,皮肤有无瘀斑等。如发现凝血时间异常,应及时通知医师。

(5)观察患者的神志:患者可出现头痛及脑膜刺激征,或出现反应迟钝、谵妄、兴奋、抽搐、昏迷等。

7. 中药治疗的护理 患者需行间断胃肠减压并鼻饲中药,大黄一般每次 50ml,鼻饲前 15～30 分钟行胃肠减压,吸出胃内容物以减少胰腺分泌和减轻腹胀、肠麻痹,同时观察胃液的性状及量,了解有无胃潴留及消化道有无出血。中药灌肠可刺激肠蠕动,改善肠麻痹,促进肠腔内毒素的排出,减轻腹胀,为提高灌肠效果,可采用高位灌肠肛管,插入的长度为 30cm。灌肠后大便次数多者,作好肛周护理,准确记录大便的次数,性状及量。

(七)预期结果与评价

1. 患者主诉疼痛及不适减轻。

2. 患者体温维持在正常范围内。

3. 患者营养状况良好。

4. 护士及时发现并发症或患者未出现严重并发症。

5. 患者能够叙述疾病的预防及治疗的知识,并能遵从医护人员的治疗与护理方案。

（胡晓丽）

二、慢性胰腺炎患者的护理

（一）概述

慢性胰腺炎是胰腺持续的炎症病变,其特点是胰腺组织结构和功能的进行性损害。胰腺细胞被纤维组织所替代,腺泡萎缩,胰导管内有结石形成,胰腺的内、外分泌功能出现不同程度的障碍。

（二）病因及发病机制

慢性胰腺炎大多由急性胰腺炎长期存在或反复发作而致,病因与急性胰腺炎有共同点,但致病过程有所不同,常见病因如下。

1. 胆道疾病　原有的致病因素仍然存在,如胆石症、慢性胆囊炎、Oddi 括约肌狭窄等;或者是轻度感染多次发生,如多次发生的胆道蛔虫症逐渐造成胰腺慢性炎症。

2. 慢性酒精中毒　长期酗酒可引起慢性胰腺炎,其病理改变常不可逆。

3. 外伤　胰腺受到损伤,发生出血、部分组织坏死后遗留有纤维化、钙化、胰管狭窄、胰腺囊肿等病变,影响胰液的引流和胰腺的正常血液供应,因此发生慢性炎症。

4. 高钙血症　高钙血症易产生结石堵塞胰管,影响胰液的引流;钙离子浓度越高,胰蛋白酶活性越强,越易导致反复发作性胰腺炎。

5. 临床上一些胰腺炎没有明显病因,称为特发性胰腺炎。

(三)病理

慢性胰腺炎基本的病理改变是胰腺细胞被破坏后,代之以纤维组织。胰腺体积缩小,硬度增加。表面可有纤维沉着,或与附近器官黏膜连。胰腺包膜增厚,表面呈结节状,有的可见隆起的白色斑点。严重病变时,可有弥漫性纤维组织增生、钙质沉着,并可有假性囊肿形成,胆管狭窄或扩张,血管改变,表现为静脉扩张。显微镜下可见胰纤维化和炎性细胞。胰岛破坏较轻。

(四)护理评估

1. 健康史　评估患者饮食状况,是否喜油腻饮食,是否嗜酒;评估患者有无胆道病史;患者有无急性胰腺炎病史。

2. 身体评估　慢性胰腺炎急性发作时,临床表现与急性胰腺炎相似。有的慢性胰腺炎无临床表现。

(1)腹痛:为最常见的症状,位于上腹部中间或稍偏左,多伴有脊背痛。疼痛一般呈钝痛,且持续时间较长,常因劳累、饮食不节、情绪激动而诱发。上腹部深部可有触痛、一般无腹肌紧张和反跳痛。

(2)消化不良:一般表现为食欲不振、腹部饱胀感、暖气等。与胰腺外分泌不足、胰液排出不畅有关。

(3)腹泻:表现为脂肪泻,大便不成形,有油滴浮于表面,为胰腺外分泌功能减退所致。

(4)黄疸:为胰头部纤维化引起胆总管梗阻所致,逐渐加深。

(5)腹部包块:如发生胰腺假性囊肿,左上腹部常可触及肿块。

(6)糖尿病表现:因 β 细胞分泌不足,出现类似糖尿病的症状。

3. 辅助检查

(1)实验室检查:血清淀粉酶在急性发作时可增高,但一般情况下不增高；部分患者尿糖和糖耐量试验呈阳性；大便检查、显微镜下有大量脂肪滴和未消化的肌纤维。

（2）B超检查：可显示结节、胰管扩张、假性囊肿、结石等。

（3）X线检查：胰腺可有钙化和结石；钡餐造影可见胰腺囊肿引起胃肠移位。

（4）CT检查：胰腺肿大或缩小，边缘不清。密度降低，有钙化、结石和囊肿。

（5）内镜逆行胰胆管造影：可见胰管扩张、狭窄或阻塞、胰石、胆石、胆总管改变等。

（6）还可行活检和选择性血管造影等。

4.心理-社会评估

（1）评估患者是否了解疾病发生的原因以及治疗方法。

（2）评估患者是否已经改变以前不良的饮食习惯。

（3）评估患者家庭的饮食习惯。

（4）评估患者对疾病治疗的信心。

（5）评估患者的社会支持状况等。

（五）护理诊断及医护合作性问题

慢性胰腺炎急性发作时，护理诊断及医护合作性问题同急性胰腺炎。慢性胰腺炎没有明显临床表现期间，可提出以下护理诊断和医护合作性问题。

1.知识缺乏　缺乏疾病预防及治疗知识。

2.潜在并发症：血糖水平异常　与P细胞功能受损有关。

（六）计划与实施

通过治疗与护理，患者能够掌握预防急性胰腺炎发作的知识，并能够改变不良的饮食习惯；患者了解如何通过饮食及用药控制血糖；急性发作期间，患者的痛苦能够得到解除，没有发生严重并发症或发生的并发症得到及时的发现和治疗。

1.饮食护理　向患者讲解饮食控制的重要性、并介绍如何进行合理饮食。戒酒，饮食要清淡，不应过饱进食足量蛋白质，以奶制品、鱼、肉类和鸡蛋等为宜进食适量、易吸收的脂肪,如植物油、鱼油等有脂肪痢者,由于脂溶性维生素吸收障碍,应适量补充,每日保证足够的热量。碳水化合物具有良好的可吸收性,可占总热量的40%,但有糖尿病时,应根据医师的建议进食。消化不良者,可服用胰酶。胃酸过高者,服用制酸剂。

2. 镇痛　镇痛方法同急性胰腺炎。

3. 手术患者的护理　手术的目的是减轻疼痛、促进胰液引流。有胆道疾病者,应行相应的手术,如胆总管切开取石术、"T"管引流术、Oddi 括约肌成形术、胆总管空肠吻合术;有胰腺管梗阻者,可行胰管 - 空肠吻合术;多发的胰管狭窄,可行胰腺部分或全部切除,但切除胰腺会继发或加重糖尿病,故应慎重选择;对于顽固性疼痛者,可考虑施行胸腰交感神经切除、胰腺周围神经切断等。

术前术后护理参见急性胰腺炎术前术后护理。

(七)预期结果与评价

1. 患者能够复述疾病发生的原因及治疗方法。

2. 患者表示愿意改变不良的饮食习惯,并开始实施。

3. 患者表现出对治疗的信心。

4. 患者家属表示愿意改变家庭中的饮食习惯。

（胡晓丽）

第五章

消化系统疾病介入治疗护理

第一节　消化系统出血介入治疗的护理

一、概述

消化道出血（alimentary tract hemorrhage）是临床常见病症之一，其病死率约为 10%，以屈氏韧带为界可分为上消化道出血和下消化道出血。血管造影术于 1959 年首次用于诊断上消化道出血；1963 年，Baum 和 Nusbaum 以大量实验研究资料证明，选择性动脉造影可以发现 0.5ml/min 的出血病灶。1967 年，经导管动脉灌注血管收缩药物成功地运用于实验性门静脉高压，1 年后，又成功地用于治疗食管静脉曲张破裂出血。

二、病因

消化道出血的病因很多，可大致分为消化道本身的器质性病变，消化道器官的邻近组织或器官病变而致的出血以及全身性疾病所致的消化道出血等。

（一）上消化道出血

1. 食管病变，包括各种食管炎症、肿瘤、憩室和外伤性食管损伤等。

2. 胃及十二指肠病变，如各种物理、化学、生物等致病因子所致的炎症、溃疡、肿瘤和先天发育异常等。

3. 门静脉高压,包括因肝硬化、门脉栓子等多种原因引起门静脉高压形成食管、胃底静脉曲张所致的出血。

4. 由于上消化道邻近脏器的病变所致上消化道出血,如胆管出血、胰腺疾病和纵隔病变等。

5. 全身性疾病所致的出血,如血液系统疾病和应激性反应等。

（二）下消化道出血

1. 空肠炎症、肿瘤、血管畸形、肠管梗阻和套叠等。

2. 直、结肠病变,包括各种细菌性炎症、结核、肿瘤和血管畸形。

3. 痔、瘘的出血等。

4. 全身性疾病,如血液系统疾病和应激性反应等。

三、病情判断

（一）临床表现

消化道出血患者其临床表现与出血部位、出血量和出血速度有关,同时也与患者的全身状况、年龄等有关。

1. 呕血、黑粪及血便　呕血、黑粪及血便是消化道出血患者的特征性表现,上消化道反复、少量的出血可仅表现为粪便隐血阳性;若出血量较大,可出现黑粪,色如柏油、稀糊状等,可作有咖啡样血,有时短时间出血量较大,可呕出暗红色至红色血液。下消化道出血量较大时,可有粪便带血,甚至血便,呈暗红色乃至鲜红色。若短时间出血量超过循环血量的20%,患者可有心悸、头晕、脉搏细速等休克表现。

2. 贫血　反复长期消化道出血患者,多有乏力、面色苍白,经常头晕、活动后心悸、气促等贫血表现。急性大出血的患者,由于周围血管收缩等生理调节,短时间内红细胞比容、血红蛋白比值可无明显异常。随着循环血容量的补充及组织间液回流至血管内,红细胞比容、血红蛋白比值则会降低,应给予注意。

3. 其他 部分患者可有发热、氮质血症等表现、甚至可诱发肝性脑病。

(二)影像学检查

消化道出血的患者,根据出血量、出血速度和出血部位差异而有多种表现。有时在出血早期,病因较难明确,往往需要通过相关检查来辅助诊断。

1. 钡剂造影 早期出血患者,出血量较少,症状较轻者,经积极对症处理,病情平稳后可行消化道钡剂造影检查,通过此项检查,可以了解食管、胃、小肠、结肠等有无溃疡、憩室、肿瘤、结核及先天性发育异常等疾病。造影检查宜在出血停止后数天内进行,过早可能刺激患者再次出血或因腔内积血影响诊断,过迟则会造成漏诊。

2. 纤维内镜检查 通过纤维内镜检查,可以明确许多患者出血部位及病因,同时可对部分患者进行治疗。但检查范围仍受限,并有一定的痛苦。

3. CT 仿真内镜 目前螺旋 CT 的扫描速度已明显提高。可排除或减少肠道蠕动造成的伪影,借助三维成像技术可以做成仿真内镜图像,对于内镜检查难以到达的部位起到一定的补充作用,且减少患者痛苦及恐惧心理。

4. 血管造影 血管造影对消化道出血的诊断及治疗具有十分重要的作用。来自消化道各部分的大量出血在血管造影时的表现相似,动脉期可出现对比剂外溢。若出血聚集增加常可向周围蔓延,可显示出黏膜。实质期因不同的病因而出现不同的表现,如肿瘤、血管畸形、肠炎等。对上、下消化道出血可选择腹腔动脉和肠系膜上、下动脉造影。对出血量 > 0.5ml/min 的患者,具有阳性意义。尤其对于小肠出血的患者,对了解出血部位及病因更有帮助。

5. 放射性核素检查 静脉注射 ^{99m}Tc(锝)标记的红细胞,再行感兴趣区扫描,可借助出血部位 ^{99m}Tc(锝)标记的红细胞聚集而提示该部位有无出血。但精确性较差,且肠道蠕动过快时会造成误诊,仅能起到初查参考作用。

四、消化系统出血介入治疗的适应证及禁忌证

(一)适应证

消化道出血的患者,除坏死性小肠炎等弥漫性出血外,若经内科对症处理后仍有难以控制的出血,均可为适应证,即包括外伤性出血、溃疡出血、血管畸形和肿瘤等所致的出血。

(二)禁忌证

无绝对禁忌证,对以下情况应慎重:

1. 严重心、肝、肾功能不全。
2. 凝血功能严重障碍。
3. 碘过敏。
4. 严重感染。

五、术前护理

(一)心理护理

消化道出血性疾病因发病急,危险性高等原因,患者会表现出焦虑或顾虑重重。护士应根据患者的心理特点,进行针对性的心理疏导,以减轻其心理压力,满足其需求,以利于手术顺利进行。

(二)健康教育

向患者及其家属介绍导管检查的目的、意义、手术方法和环境,取得患者的同意,并在治疗协议书上签字。请手术成功的患者亲自介绍体会,使患者了解手术的必要性、安全性及注意事项。

(三)术前准备

1. 详细询问过敏史、包括食物、药物和碘过敏史,询问荨麻疹和支气管哮喘病史等。

2．检查双侧股动脉和足背动脉搏动情况。行双侧腹股沟、会阴部备皮。

3．做碘过敏试验，行凝血酶原时间、肝功能、电解质等检查，停用活血及影响造影结果的药物。

4．训练患者深呼吸、屏气和咳嗽动作。指导患者床上排大小便。

5．手术日清晨禁食、禁水（药物除外），术前30分钟排空膀胱。

六、术中配合

（一）麻醉及手术体位

局部麻醉，取仰卧位。

（二）常用器材和物品

1．消化道出血介入治疗手术包　小治疗巾、中单、大单、小药杯、弯盘、持物钳、大号不锈钢盆、不锈钢碗、三角刀柄、刀片及小纱布。

2．消化道出血介入治疗的器材及药品　动脉鞘、0.035in超滑导丝、普通动脉造影管、Cobra管、三通开关、造影连接管、心电监护仪、明胶海绵、肝素、非离子对比剂、利多卡因、手套、生理盐水、注射器（10ml、20ml）。

（三）手术操作途径

一般采用股动脉穿刺途径。股动脉起源髂外动脉，位于腹股沟三角区内。沿股动脉走行方向穿刺，在X线透视下送入导丝，经股动脉-髂总动脉-腹主动脉-腹腔干、胃、十二指肠动脉-胃左动脉-肠系膜上、下动脉造影。

（四）介入治疗方法的选择

1．经导管动脉栓塞术

（1）器械准备：动脉穿刺针、导管鞘、导管、导丝、栓塞材料、血管收缩药、对比剂和抢救药品。

（2）栓塞材料的选择：在栓塞材料的选择方面各家观点不尽相同。使用原则：①考虑到肿瘤患者需要外科切除的因素，以明胶海绵栓塞更安全、经济，若为急诊手术做切除准备，可使用钢丝圈。②对血管畸形的患者以聚乙烯醇颗粒（PVA颗粒）为佳，因为其是一种合成材料，干燥时成压缩状态，遇到血液浸泡可膨胀、恢复到压缩前大小和形状，纤维组织侵入后发生纤维化，永久性闭塞血管。③对于其他原因或性质难以确定的消化道出血，主张使用明胶海绵。

（3）方法与步骤

1）患者平卧位，2%利多卡因行腹股沟区局部皮下麻醉，采用Seldinger技术，行股动脉穿刺。

2）送入5F Cobra导管，分别做腹腔动脉干、肠系膜上动脉和肠系膜下动脉造影，压力为300p，流速为4~5ml/s，流量为8~12ml。均观察动脉期、实质期、静脉期；术中分析血管的分布、走行，有无对比剂外溢与滞留等。

3）发现出血的患者中适宜立即行动脉栓塞治疗者，再将导管超选择插至出血部位用不锈钢圈和（或）明胶海绵栓塞出血动脉。

4）对于造影未发现出血灶、肠道蠕动又较快的患者，经导管肠系膜上动脉灌注山莨菪碱20mg，10~20分钟后再重新造影，以增加明确诊断机会。

5）急性消化道大出血，宜采用纠正休克的同时行急诊出血期血管造影，根据造影所示出血原因、部位，行经导管缩血管药物灌注和（或）栓塞治疗，既可提高出血原因检出阳性率，又能达到立竿见影的止血效果，或为外科手术争取时间。

6）不宜栓塞治疗的患者和造影后未发现明显出血灶的出血活动期患者，经导管在肠系上或下动脉内缓慢灌注加压素10U+生理盐水50ml，持续20分钟左右。

7）手术结束后需再次进行血管造影，以了解治疗和栓塞情况。

8)在确诊无出血情况下,操作结束加压包扎穿刺点,送回病房监护和内科处理或做外科手术准备。

(4)注意事项:患者均应行腹腔动脉、肠系膜上、下动脉造影,以明确出血动脉部位及病灶性质。插管方法:①上消化道出血在腹主动脉造影之后,采用5F的Cobra导管直接插入出血动脉,如胃左动脉等内进行栓塞。原则上只要能够到达出血动脉远端且无其他分支即可,一般不必插入微导管。这主要是考虑上消化道血管粗而短,使用的栓塞材料亦较大,不宜通过微导管栓塞。②下消化道的栓塞则大多采用了微导管技术,在5F导管进入肠系膜上、下动脉之后将导管方向调整至出血血管,尽量向下插至难以进入为止,再将微导管插入5F导管内,向下插至末级弓状动脉,造影证实远端仅有直动脉(一般为2~3支)后可开始进行栓塞。

注入栓塞剂除钢丝圈外一律采用低压流注法,注射速度一定要尽可能慢,这是有效避免栓塞后综合征的关键所在。注入栓塞剂的量应以能堵住出血血管的最小剂量为原则,只要造影证实远端对比剂无外溢即可停止。

2. 经导管注入加压素 消化道出血的介入治疗由于选择性动脉插管的导管可以直达出血病灶的肠管边缘血管,局部用药及栓塞的安全性大为提高,且疗效确切,目前已广而用之,但对血管栓塞仍应持慎重态度,不可因误栓而导致肠管坏死。如不能发现出血病灶或无法进行血管栓塞可以留置导管,局部注入加压素,注射速度为0.2~0.4U/min。值得注意的是肠缺血性疾病所致的出血,加压素滴注会加重病情,应为禁忌,还可选择巴曲酶(立止血)等止血药。

3. 胃冠状静脉栓塞术 手术方法采用在X线透视的导向下,取右腋中线第8肋间隙进针,穿刺门静脉肝内分支。由于肝硬化萎缩,这项过程进行得很艰难,亦可在CT导引下成功穿刺,将导丝从穿刺针中送入门静脉内将猪尾导管置于门静脉内进行造影、以便观察门静脉主干及其分支的情况,选择性插入胃冠状静脉内进行栓塞。栓塞采用无水乙醇与对比剂按 4∶1 比例混合注入门静脉内,用以闭塞末端曲张的静脉丛,共注入 10~20ml 混合液,缓慢注射。在远端的静脉丛闭合后,以弹簧钢圈 + 明胶海绵栓塞胃冠状静脉主干和其他出血的分支。栓塞完成后在门静脉内造影见胃冠状静脉完全阻塞,拔管时以明胶海绵封堵肝内通道。

经皮经肝穿刺门静脉,行门静脉造影和曲张的胃冠状静脉栓塞是一种在短期内止血的好方法。如能够再经股动脉做部分性脾动脉栓塞,以降低门静脉系统内压力,这种双介入法是治疗肝硬化门静脉高压症中的食管静脉曲张破裂出血和脾功能亢进比较好的姑息疗法,可提高患者生存质量,并延长患者生命。

对于下消化道出血的患者,介入治疗亦为首选。但应贯彻积极、稳妥的原则:①首先时间上宜早不宜迟,有文献报道,胃肠道出血的生存率与介入治疗时间的早晚有关。拖延时间可直接影响导管止血的疗效。过长时间且效果不佳的内科非手术治疗对以后的介入治疗起不到辅助治疗的效果,甚至可能增加其危险性。②当导管不能达到预定的靶血管时不可盲目栓塞,当患者出现失血性休克而靶血管一时难以进入时,为挽救患者生命,应主张在出血区供血动脉内以弹簧圈行姑息性止血栓塞,这样既可以及时纠正休克,又为手术切除起到定位作用。③对于某些弥漫性消化道出血的患者,如坏死性小肠炎等,应在造影后返回临床重新进行内科非手术治疗。

(五)手术步骤及护理配合流程(图 5-1)

1. 常规消毒双侧腹股沟上至脐部,下至大腿中部　护士配合连接心电监护仪,除颤仪呈备用状态,协助铺无菌手术单,同时做好心理护理。

2. 腹股沟动脉搏动处切开皮肤 2~3cm　护士递大号圆片

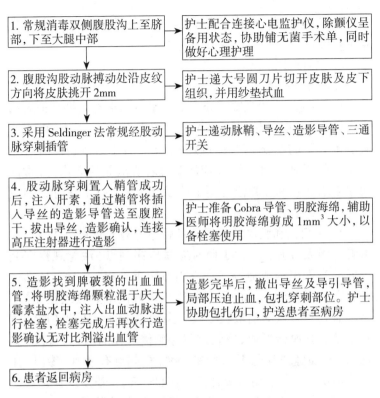

1. 常规消毒双侧腹股沟上至脐部，下至大腿中部	护士配合连接心电监护仪，除颤仪呈备用状态，协助铺无菌手术单，同时做好心理护理
2. 腹股沟股动脉搏动处沿皮纹方向将皮肤挑开 2mm	护士递大号圆刀片切开皮肤及皮下组织，并用纱垫拭血
3. 采用 Seldinger 法常规经股动脉穿刺插管	护士递动脉鞘、导丝、造影导管、三通开关
4. 股动脉穿刺置入鞘管成功后，注入肝素，通过鞘管将插入导丝的造影导管送至腹腔干，拔出导丝，造影确认，连接高压注射器进行造影	护士准备 Cobra 导管、明胶海绵，辅助医师将明胶海绵剪成 1mm^3 大小，以备栓塞使用
5. 造影找到脾破裂的出血血管，将明胶海绵颗粒混于庆大霉素盐水中，注入出血动脉进行栓塞，栓塞完成后再次行造影确认无对比剂溢出血管	造影完毕后，撤出导丝及导引导管，局部压迫止血，包扎穿刺部位。护士协助包扎伤口，护送患者至病房
6. 患者返回病房	

图 5-1　消化道出血介入治疗术流程

刀切开皮肤及皮下组织，并用纱布垫拭血。

3. 采用 seldinger 法常规经股动脉穿刺插管　护士递动脉鞘、导丝、造影导管、三通开关。

4. 股动脉穿刺置入鞘管成功后，注入肝素，通过鞘管将插入导丝的造影导管送至腹腔干，拔出导丝，造影确认，连接高压注射器进行造影　护士准备 Cobra 导管，明胶海绵，辅助医生将明胶海绵剪成 1mm^3 大小，以备栓塞使用。

5. 造影找到出血血管，行明胶海绵栓塞，栓塞后再次行造影确认无对比剂溢出血管　造影完毕后，撤出导丝及导引导管,局部压迫止血,包扎穿刺部位。护士协助包扎伤口,护送患者至病房。

6. 患者返回病房

（六）操作技术

1. 心电监护的观察　介入治疗术后的患者应平卧送入病房,进行 2 小时持续心电监护,注意监测心率、节律、血压及血氧饱和度的变化、并及时做好记录。对于血压稳定者可缩短血压监测时间,但是,还应注意患者心电图的变化,经常询问患者有无胸闷、心悸等不适症状,以便及时了解有无出血可能。

2. 穿刺点和肢体的护理　术后穿刺侧下肢制动 24 小时,患者咳嗽及需用力、大小便时应紧压穿刺点,注意观察穿刺点局部有无出血或血肿。如有出血应重新包扎,对于局部血肿及淤血者,出血停止后可用 50% 硫酸镁湿热敷或理疗,以促进血肿和淤血的消散及吸收。穿刺点长时间压迫还应注意防止动静脉血栓形成,密切观察穿刺侧肢体的颜色、温度、感觉,足背动脉搏动是否有力和对称,穿刺点有无血、渗出、血肿等情况,下床活动后要注意行走的步态。若发现穿刺侧肢体疼痛、肤色苍白或发绀、肢体发凉、足背动脉搏动减弱或消失,应考虑动脉血运不良或血栓形成。血运不良应给予保暖或松解包扎,若疑为血栓形成应及时与医师联系给予相应的处理。

3. 不良反应的观察　严密观察病情的变化,尤其是神志状态、语言功能、肢体运动、生命体征、穿刺点部位有无渗血以及足背动脉的搏动等。介入治疗术后,给予抗感染治疗 3 天和对症处理。

4. 并发症的处理　灌注治疗的患者约 40% 出现诸如腹胀、腹痛、冠状动脉或其周围血管供血不足、水潴留、低钠血症、导管移位、周围血管栓塞等并发症,一般给予对症处理。

栓塞治疗的并发症主要为腹胀、腹痛、低热,早期使用普通导管时肠梗死发生率最高可达15%,随着微导管技术的广泛运用其发生率已大大降低。研究表明,肠段血管侧支最大吻合范围为7.5cm,如控制在3级以上动脉分支的肠段进行栓塞是安全有效的。有学者总结,栓塞的急性并发症发生率仅0.5%,而危险较大的并发症发生率仅0.05%,给予对症处理多可缓解,若明确发生误栓,出现局部梗死,则应视情况给予外科处理。

七、健康教育

1. 生活指导

(1)休息:术后1周内应注意休息,穿刺点未愈合之前禁止洗澡,起床、下蹲时动作要缓慢,避免抬重物和剧烈活动,以防穿刺点再度出血。1周后可逐渐恢复日常生活及轻体力劳动,活动量应循序渐进增加,切不可操之过急。

(2)饮食宜食新鲜蔬菜、豆类及水果等,注意食用低盐、低脂肪、低胆固醇、高维生素的食物,避免饱餐,减少脂肪含最高的肉类摄入、避免刺激性强的食物和饮料。

(3)保持情绪稳定和良好的心态,避免情绪激动和精神紧张。

(4)戒烟、戒酒:吸烟可加速动脉硬化的进程,饮酒可降低各类药物的效果,应向患者说明其危害性,使其充分认识到吸烟饮酒的危害,能够自觉戒烟、戒酒。

2. 指导患者定期复查　严格按医嘱服药,应用抗凝剂者定期查出凝血时间并注意有无皮肤黏膜牙龈出血、血尿、血便等,如有出血征象应及时就诊。

（刘　芳）

第二节 肝破裂介入治疗的护理

一、概述

肝破裂（hepatorrhexis）分为自发性和创伤性两种，自发性肝破裂是指无明确的外伤史而发生的肝突发性或隐匿性破裂，多见于病理性肝；创伤性肝破裂是由外伤引起，也是腹部创伤中常见的死亡原因，占腹部创伤的 5%～10%，仅次于脾、肾、小肠。1976 年 Cho 等实验表明，肝动脉可被安全地栓塞，从而使这一技术应用于临床。由于肝受肝动脉及门静脉的双重血供，即使行半肝栓塞，亦不可能导致肝功能不全或衰竭。本法在临床上的成功应用奠定了其作为肝损伤出血的又一重要治疗手段的地位。1997 年 Hgiwara 等提出，介入放射学对肝破裂具有定位和定性（出血量的大小）的价值，同时可对损伤的血管进行栓塞治疗。肝动脉栓塞用于治疗肝破裂是目前世界范围内的发展趋势，欧美等发达国家 80%～90% 的肝外伤出血患者都采用肝动脉栓塞术，避免了手术造成的再次创伤，而且疗效显著，是治疗肝破裂的重要手段之一。

二、病因

自发性肝破裂以肝细胞性肝癌并发肝破裂者最多见，其次为肝血管瘤、转移性肝癌和肝囊肿等。肝肿瘤自发性破裂的机制现在尚不清楚，多数学者认为的有关因素：①肿瘤区静脉受阻，结节内出血使瘤内压力增高，肿瘤受轻微外力作用而引起破裂。②肿瘤本身继发性出血、坏死，使其内压力增高而破裂。③肝硬化、门静脉高压症。④肿瘤生长侵蚀血管。⑤腹内压增高。⑥外力作用。⑦瘤体巨大，相应门静脉主干阻塞或经导管动脉内栓塞术中给予大剂量碘化油栓塞。

肝虽有胸廓保护,但因其体积和质量较大,质地脆弱,故无论在胸腹部钝性伤或穿透伤中均容易受累。又因其血运丰富,结构和功能复杂,故伤情往往较重,病死率和并发症发生率均较高。常见的闭合伤有撞击伤、打击伤、坠落伤、冲击伤等;常见的穿透伤有刺伤、枪弹伤和弹片伤等。近年来,随着经皮穿刺活检技术、腹腔镜技术等在临床逐步普及,各种医源性损伤也时有所见。

三、病情判断

(一)临床表现

肝破裂的临床表现主要是腹腔内出血或休克和腹膜刺激征,由于致伤原因、损伤程度及病理类型的不同,肝外伤的临床表现也不尽一致。

1. 肝表浅裂伤时出血和胆汁外渗不多,且在短期内多能自行停止,一般仅有上腹部疼痛,很少出现休克。

2. 中央型肝挫裂伤或贯通伤的临床表现往往较重,临床上可有不同程度的休克、腹痛剧烈、腹肌紧张等。

3. 肝严重碎裂伤或合并肝门大血管、下腔静脉破裂时,可发生大出血,患者往往在伤后短期内即出现严重休克及意识不清,腹壁逐渐膨隆,脉搏细速,呼吸困难等。

4. 肝包膜下血肿主要表现为肝区胀痛,肝大或上腹部包块,慢性进行性贫血。查体时,除有失血性休克表现外,腹部还有不同程度和不同范围的腹肌紧张、压痛和反跳痛,肝区叩击痛,及肠鸣音减弱或消失等腹膜刺激症候群。

(二)影像学检查

1. CT扫描　CT能准确判断肝破裂的部位、出血程度,以及是肝内血肿还是包膜下血肿。CT表现:①急性包膜下血肿平扫呈弧线形或半月形高密度,边缘光滑锐利,增强后呈低密度,相邻肝实质受压,血肿密度随时间推移而逐渐减低。②肝内血肿可见肝内境界模糊不清的圆形或卵圆形阴影,急性出血呈高密度,随时间的推移密度逐渐降低,呈等密度或低密度,最后呈囊性低密度;增强扫描血肿不强化。③增强扫描可见假性动脉瘤或动静脉瘘。④肝破裂的原发肝病变,如肝肿瘤(肝癌或肝血管瘤)或肝外伤性肝破裂可在平扫或增强 CT 上清晰显示。

2. 血管造影　血管造影对肝破裂的诊疗具有重要意义,不但可以明确损伤的部位程度,还可以了解腹部其他脏器有无损伤,血管造影主要表现:①对比剂外溢。②血管闭塞时可见肝实质尖端指向肝门的楔形充盈缺损。③肝实质撕裂或有血肿时,实质期可见充盈缺损和裂缝或血管受压移位。④动 - 静脉瘘、肝动脉 - 胆管瘘。⑤假性动脉瘤。⑥肿瘤染色、血管湖和手抱球征等。

四、肝破裂介入治疗的适应证及禁忌证

1. 适应证

(1)腹腔出血部位不明,需要通过 DSA 来确定。

(2)肝癌合并自发性肝破裂,病情比较稳定。

(3)可疑肝包膜下血肿,可能出现延迟出血。

(4)无大量出血表现,一般情况稳定。

(5)肝破裂手术后复发。

(6)创伤性胆管出血。

(7)假性动脉瘤形成。

(8)合并肝动 - 静脉瘘或动脉 - 门静脉瘘。

2. 禁忌证

(1)合并胆汁瘘。

(2)合并肝静脉或门静脉破裂。

(3)合并空腔脏器破裂。

(4)肝癌破裂,门静脉主干完全阻塞。

（5）合并腹膜炎或其他脏器损伤而需急诊手术。

（6）肝肾功能严重不全。。

（7）一般情况较差,有明显休克表现。

五、术前护理

（一）术前健康教育

向首次接受介入治疗的患者介绍手术的目的、方法及注意事项,以消除其疑虑心理。

（二）术前准备

1. 嘱患者注意保暖,防止上呼吸道感染。

2. 抗生素、碘过敏试验。

3. 腹股沟及会阴部备皮。

4. 术前 4 小时禁食、禁水。

5. 必要时术前 0.5 小时应用镇静药。

六、术中配合

（一）麻醉及手术体位

局部麻醉,取仰卧位。

（二）常用器材和物品

1. 肝破裂介入治疗手术包　小治疗巾、中单、大单、小药杯、弯盘、持物钳、手套、大号塑料盆、塑料碗、刀柄、刀片、纱布及手术衣。

2. 肝破裂介入治疗使用的器材及药品　穿刺针、0.035in 超滑导丝、动脉造影管、肝管、三通开关、造影连接管、心电监护仪、明胶海绵、动脉鞘、对比剂、利多卡因、生理盐水、注射器（5ml、10ml、20ml）及肝素。

（三）手术操作途径

一般采用股动脉穿刺途径。股动脉起源髂外动脉,位于腹股沟三角区内。沿股动脉走行方向穿刺,在 X 线透视下送入导丝,经股动脉-髂总动脉-腹主动脉-腹腔干、胃、十二指肠动脉-胃左动脉-肠系膜上、下动脉造影。

（四）手术步骤及护理配合流程

肝破裂急诊肝动脉栓塞多主张超选择性插管栓塞。栓塞止血的原则是导管头端应尽量靠近损伤血管区。如超选择性插管困难可在肝总动脉处行栓塞术。栓塞前应常规行肝动脉造影,以了解出血性质、部位和程度再将导管超选进入出血动脉,注入栓塞剂。常用的栓塞剂为明胶海绵。将明胶海绵剪成 2mm³颗粒并混入对比剂,用 5ml 注射器在 X 线电视监视下注入出血血管,至血流明显减缓或明胶海绵不再前进时即停止注射。再将导管头退回肝总动脉,行肝动脉造影,以明确栓塞效果。如止血效果满意即可拔管。肝癌患者可使用碘化油加化疗药物的混悬剂和明胶海绵进行化疗栓塞治疗。肝创伤性动-静脉瘘或肝动脉断裂者,应使用 3~5mm 不锈钢圈栓塞肝固有动脉。假性动脉瘤可使用不锈钢圈或明胶海绵栓塞。

肝癌破裂出血也可用无水乙醇瘤内注射来达到止血目的。微波对直径 3mm 以下血管有直接凝固作用,对大量渗血及小血管出血的止血效果满意。

（五）肝破裂介入治疗术流程

1. 常规消毒双侧腹股沟上至脐部,下至大腿中部　护士配合连接心电监护仪,除颤仪呈备用状态,协助铺无菌手术单,同时做好心理护理。

2. 腹股沟动脉搏动处切开皮肤 2~3cm　护士递大号圆片刀切开皮肤及皮下组织,并用纱布垫拭血。

3. 采用 Seldinger 法常规经股动脉穿刺插管　护士递动脉鞘、导丝、造影导管、三通开关、肝素盐水等。

4. 股动脉穿刺置入鞘管成功后,注入肝素,通过鞘管将插入导丝的 RH 导管送至腹腔干,拔出导丝,造影确认,连接高压注射器进行造影　护士准备 RH 导管,明胶海绵,辅助医生将明胶海绵剪成 2mm³ 大小，以备栓塞使用。

5. 造影找到肝破裂的出血血管，行明胶海绵栓塞，栓塞后再次行造影确认无对比剂溢出血管　造影完毕后，撤出导丝及导引导管，局部压迫止血，包扎穿刺部位。护士协助包扎伤口，护送患者至病房。

6. 患者返回病房。

七、术后护理

（一）一般护理

1. 一般护理　在术前的心理护理基础上，术后加强病房巡视，严密监测患者生命体征，详细记录患者病情变化，若发现有异常情况要及时报告医师，以便及时对症处理。

2. 穿刺部位护理　患者卧床 24 小时，穿刺侧（一般为右侧）肢体制动 24 小时，穿刺部位用沙袋加压压迫 6 小时，密切观察穿刺部位有无渗出、出血或血肿形成，另外，还要观察术侧肢体远端的血液循环情况。

3. 静脉补液，鼓励患者多喝水，以促进对比剂排泄，减轻对肾的损害。观察尿量及颜色，每天尿量应保持在 2000ml 以上，如出现少尿或无尿情况，应及时处理。

4. 饮食指导及护理　肝破裂患者术后 2 小时以后可进少量清淡、易消化的饮食，第 2 天可进食高蛋白、高维生素、高糖、低脂饮食。进食时要细嚼慢咽，少食多餐，不宜吃过硬、过咸、油腻、辛辣、煎炸及刺激性饮食。

5. 其他方面　介入治疗后 24 小时可拆除敷料并换药 1 次，如果穿刺处无渗出，可鼓励患者下床活动，以不劳累为准，以后可逐渐增加活动量。嘱患者出院后遵医嘱按时服药、注意休息，适当活动，加强营养，按时复查，有异常情况时及时就诊。

（二）并发症及不良反应的处理

1. 加强生命体征的观察，特别是血压的观察与监护。

2. 腹痛 术后疼痛多系栓塞剂引起局部肝缺血坏死，邻近肝组织水肿，体积增大，包膜紧张所致。术后当天及术后第1天较明显，一般 3 ~ 5 天后症状缓解。定期进行疼痛评估，必要时遵医嘱给予镇痛药。

3. 胃肠道反应 如恶心、呕吐等，系肝动脉栓塞后肝功能有所下降引起，应注意观察呕吐物的颜色、量及呕吐次数等。嘱患者头偏向一侧，以防引起咳嗽和窒息，向患者解释引起呕吐的原因，提高心理耐受能力。严重者暂禁食，应用止吐药。

4. 发热 一般肝破裂介入术后患者可在 24 小时内发热，如体温 < 38.5℃，且患者能耐受，不需要做特殊处理，嘱其多饮水；体温 > 39.0℃，可给予物理降温、输液或药物降温。出汗较多时应及时更换衣裤和床单，同时保持皮肤干燥、舒适，鼓励患者多饮水，防止虚脱。对于继发性感染引起的发热者应及时应用抗生素并给予抗高热处理。

5. 肝损害 介入术后肝功能有不同程度的损害，以转氨酶、胆红素升高为主要表现，应及时向患者及其家属解释转氨酶及胆红素升高的原因，消除不良心理，并告知要注意休息，同时观察患者的皮肤、巩膜有无黄染，定期进行肝功能及电解质监测。

6. 过敏反应 由于个体差异及使用超液态碘化油时，均可能发生过敏反应，因此术前应详细询问过敏史，并做碘过敏试验。严格掌握禁忌证及患者对对比剂不良反应的危险因素，如肾功能不佳、哮喘病史、荨麻疹、糖尿病、心脏病等。推注对比剂时要严格控制注射速度，尽量减少用量，若发现异常，立即停止注射，并给予对症处理，一旦发生过敏，应及时抢救。

八、健康教育

（一）心理指导

术后应及时发现患者是否恐慌、惊惧、心神不宁,有无躯体颤抖、肌肉张力增高、四肢疲乏、脉搏加快、血压升高、呼吸短促、皮肤潮红或苍白、多汗、注意力分散、易激动、记忆力减退、失眠多梦、瞳孔散大,严重者可出现晕厥、胃肠活动减退、摄食等症状。这些反应可能与有的患者惧怕其他病友,与担心发生交叉感染等情况有关。此时,应对患者的恐惧表示理解,鼓励患者表达自己的感受,并耐心倾听患者说出恐惧的原因。减少和消除引起恐惧的医源性相关因素,介绍与患者有关的病友的情况,尽量避免患者与抢救或危重患者接触。鼓励家庭成员参与,共同努力缓解患者的恐惧心理,如陪伴患者、与患者交谈以转移患者的注意力、适当的按摩等。儿童患者可请父母适当陪伴。根据患者的兴趣和可能,鼓励患者采取一些可增加舒适和松弛的活动,如深呼吸。对患者的进步及时给予肯定和鼓励。

（二）饮食指导

肝是人体重要的器官,尤其对人的消化系统起着主要的作用。肝破裂发生后,必然影响消化系统的功能,饮食对肝破裂的病情有直接的作用,所以必须重视肝破裂患者的饮食。肝破裂患者早期有食欲减退、恶心、肝区疼痛、腹胀、乏力的症状,这是因为肝破裂的发生使肝细胞分泌的胆汁明显减少或胆汁排泄障碍,致使肠道内脂肪不能正常吸收。这时,易消化的低脂肪饮食不仅可以缓解患者的恶心、呕吐、腹胀等症状,还可以缓解肝区疼痛,减轻肠道负担,对疾病的康复有益。此时若未限制脂肪的摄取,可能会有消化不良的现象并加重肝的负担。低脂的饮食原则如下。

1. 去除看得见的肥肉及皮。

2．限制沙拉酱的摄取。

3．选用低脂或脱脂牛奶。

4．多用烧烤、水煮、清炒、蒸、凉拌的烹调方式，少吃油炸、油煎等需油量高的食物。

5．常被忽略的含高脂肪的食物亦要限制，如香肠、洋芋片及小西点等。

肝破裂患者如有肝硬化，容易造成食管静脉曲张及腹水等并发症。食管静脉压力增加，使血液向侧支静脉分流，增加出血的危险性。所以若伴有肝硬化的患者，要特别注意食物的质地，避免太粗糙、坚硬的食物，如油炸、油煎或烤得太焦的食物、并应避免一些辛辣调味品及含咖啡因等刺激性食品。少吃过热、过冷、过于辛辣和刺激性的食物，以免引起出血，要少量多餐，以减轻胃肠道的负担。有腹胀的患者，食物不要过咸，以味淡为好，不同的食物对人体产生不同的效用。

总之，肝破裂患者的饮食的选择，以大米为好，加食些杂粮，如玉米、小米、红小豆、黄豆、绿豆，还要选择那些能顺气、养阴、清凉的食物，脾胃虚寒症状突出的患者应主要选择温中的食物等；要多进食新鲜蔬菜，如胡萝卜、白菜、菜花、圆白菜、西红柿、黄瓜；可以经常吃香菇、木耳、豆腐、豆浆、花生、核桃、芝麻等；另外，每天吃一些新鲜水果，如桃、苹果、梅子、西瓜、猕猴桃等，不吃发霉的食物，不多吃盐腌、熏炸、烤的食物，不偏食高脂肪，要注重饮食适度，早吃好、午吃饱、晚吃少，保证大小便通畅；对鸡、鸭、鱼、肉、蛋不求多食。

（三）戒烟、戒酒

吸烟和饮酒可加速动脉硬化的进程，并降低各类药物的治疗效果，应向患者说明其危害性，使其同时在生理上和心理上均充分认识到吸烟和饮酒的危害性，从而能自觉戒烟、戒酒，最终达到保证治疗效果的目的。

（四）随诊复查

肝破裂介入治疗具有方便、安全、止血效果明确的优点，但是也有少数患者在肝动脉栓塞后发生再出血，因此随诊复查显得尤为重要。严格按医嘱服药，应定期查出凝血时间，并注意有无皮肤黏膜牙龈出血、血尿、血便等，如有出血征象应及时就诊。一旦发现再出血，急诊肝动脉造影后可立即再次行肝动脉栓塞。

（胡晓丽）

第三节　脾破裂介入治疗的护理

一、概述

急性脾破裂是常见的腹部损伤。引起的常见原因包括坠落、碰撞、冲击、挤压、拳打脚踢等钝性暴力。国内报道，在急性脾破裂的病因中，高处坠落或跌伤占 44.1%，车祸伤占 26.5%，殴斗伤占 26.5%，重物砸伤占 2.9%。脾组织结构脆弱、血供丰富、位置比较固定，在受到暴力打击之后比其他脏器更容易破裂，尤其原来已有病理情况存在者更容易导致脾破裂。

有部分病例无明确外伤史而发生的脾突发性或隐匿性破裂在临床上称为自发性脾破裂。病因尚未完全阐明，但患者常有引起脾病理大病史，如血吸虫病、肝炎、痢疾、伤寒、血液病、传染性单核细胞增多症等；其他少见病因，如脾脓肿、脾囊肿、脾动脉瘤、脾转移瘤，及脾原发性良、恶性肿瘤等导致自发性脾破裂，国内均有报道。引起自发性脾破裂的诱因可能是轻微外伤，甚至是由于打喷嚏、呕吐、用力排便等使腹压骤增的动作或猛烈跳跃等，也有少数患者连上述原因也难以发现。

171

二、病情判断

（一）临床表现

脾破裂的临床表现以内出血及血液对腹膜引起的刺激为其特征，并与出血量和出血速度密切相关。出血量大而速度快者很快就出现低血容量性休克，伤情十分危急；出血量少而慢者症状轻微，除左上腹轻度疼痛外无其他明显体征，不易诊断。随着时间的推移、出血量越来越多，才出现休克前期的表现，继而发生休克。由于血液对腹膜的刺激而有腹痛，初起在左上腹，慢慢涉及全腹，但仍以左上腹最为明显，同时有腹部压痛、反跳痛和腹肌紧张，有时因血液刺激左侧膈肌而有左肩牵涉痛，深呼吸时这种牵涉痛加重，即 Kehr 征。实验室检查发现，红细胞、血红蛋白和红细胞比容进行性降低，提示有内出血。

（二）影像学检查

1. 超声成像　超声对脾破裂有较高的诊断价值，对脾血肿、脾周周积液以及盆腔积液情况非常敏感，可迅速、及时地做出正确诊断。对损伤程度判别以及临床治疗方案选择有重要的指导作用。

脾破裂时，脾活动度明显受限，膈肌运动减弱。有些类型的脾破裂（如部分脾包膜下破裂）可使膈肌局部向上隆起，且探头按压左季肋区时，患者压痛明显。不同类型的脾破裂，其声像图表现不一。

（1）包膜下破裂：脾大，表面可局部向上隆起，包膜尚完整，在隆起下方的实质内可见局限性低回声区或无回声区。如有血凝块形成，脾实质内可见稍强回声，腹腔内无游离性无回声暗区。

（2）真性脾破裂：因破裂程度不同声像图差别较大，多数表现为脾包膜连续性中断，局部模糊或局限性无回声区，实质内可见不均匀回声减弱或增强区。

（3）粉碎性脾破裂：脾轮廓不规整，边界模糊不清，脾周围可见以液性暗区为主的不规则混合回声，实质回声紊乱，可见无回声暗区或不规则低回声区。

（4）真性脾破裂或粉碎性破裂：腹腔内可探及游离性无回声暗区。出血量少时，膀胱(子宫)直肠陷凹内仅见少量游离性无回声暗区。

（5）出血量大时(如粉碎性脾破裂)，除膀胱(子宫)直肠窝内有游离性无回声暗区外，在脾周围，脾肾隐窝，肝肾隐窝，肠襻间可探及游离性无回声暗区。此时在超声引导下定位穿刺可抽出不凝固血液。

超声诊断脾破裂的优点：直观、简单方便、价格低廉、诊断正确率高，且安全、迅速。缺点：①出血量很少或无腹腔积血时容易漏诊，需观察随访；②病变位置较高时，如脾膈顶部破裂，可受肺部气体干扰而有影响，导致漏诊；③与仪器的分辨率、检查者熟练程度有关。

2. X线平片　腹部平片可见左膈抬高，左上腹肠管积气，肋腹部脂肪线模糊或消失等间接征象。合并空腔脏器穿孔者可见膈下游离气体。胸部平片可见左侧肋骨骨折、胸腔积液等。

3. CT扫描

（1）腹腔积血：表现为肝肾间隙、肝脾周围低密度影，脾周围层状或片状阴影、左侧肾前及外侧筋膜增厚。

（2）脾内血肿：表现为脾内呈圆形、椭圆形或不规则形低密度，或混杂密度影。

（3）脾撕裂：表现为脾实质内条状、不规则形低密度影，边缘模糊不清，脾轮廓不清，呈广泛低密度充盈缺损，脾实质分离。

（4）脾包膜下血肿：脾包膜下呈特征性新月形改变、呈低密度、等密度或稍高密度，脾可向内移位。如只发现位于脾周围的血肿而未见到明显脾撕裂,即所谓"前哨血凝块"征象,提示,邻近脾实质的损伤位置。

(5)多发性损伤:脾损伤同时有肾和肝损伤,肋骨骨折,腰椎骨折或胃和十二指肠等空腔脏器破裂。

(6)增强扫描:对于创伤性脾动脉损伤,脾动脉撕裂伤,脾内血肿及等密度包膜下血肿,需做增强扫描。表现为正常脾组织增强而血肿不增强,可以清楚展示血肿大小、形态及占位效应,部分原为高密度的血肿,在增强后扫描时,由于脾密度明显升高,血肿显示低密度影。脾破裂伴活动性动脉出血时,增强后扫描可以显示明显增强区。有创伤性脾损伤时表现为尖端指向脾门的不强化楔形病灶。

CT在脾实质的裂伤、脾内血肿、脾包膜下血肿及破裂等方面具有很高的准确性,且CT可通过平扫+增强扫描对脾可疑损伤部位的血供情况进行对比来判定该区域的异常,外伤性脾破裂常有胸腹部的合并伤,多数合并腹腔内积血,可伴有胸腔损伤及出血,横膈破裂,腹腔内脏器损伤等,在CT扫描时常能得以准确地发现和定位,对于临床制订治疗方案具有重要的指导意义。

4. 血管造影　诊断脾破裂的准确性颇高,能显示脾受损动脉和实质的部位。一般用于伤情稳定而其他方法未能明确诊断的闭合性损伤或拟行脾栓塞术前的例行探查,DSA检查在脾破裂出血的主要征象如下。

(1)血管走向改变:脾动脉分支受压移位或呈包绕状,末梢血管分离,脾实质内可见无血管区(充盈缺损)。

(2)脾实质挫伤:呈局部不规则小片状或在实质期弥散的斑点影、团块状浓染阴影,有时仅见小血管呈边缘毛糙不清状,并持续至静脉期。

(3)血肿:有中心型及包膜下型,动脉期显示血管移位,静脉期显示不同形态透亮区,周围有晕影,包膜下型末梢血管伸展不到腹侧。

（4）血液喷射征：对比剂自损伤、破裂的血管喷涌而出，多见于出血量大、病情凶险的患者。

（5）创伤性动脉瘤：在脾动脉分支旁见圆形或类圆形囊凸影，边缘光滑。瘤内如有血栓形成则显示瘤体外形不完整。

（6）动脉分支中断：脾动脉分支中断，血管远端可有或无对比剂外溢。

（7）动静脉瘘：脾静脉在动脉期提前显影。脾动脉分支因"盗血"作用而显影不充分或不显影。

（8）脏器破裂：脾破裂常合并有其他脏器损伤，如肝、肾、胰、肠等，在诊断和处理时切勿遗漏。在进行脾栓塞术以后应结合病情和术前影像学检查情况。有针对性地对肝动脉、肾动脉和肠系膜上、下动脉行 DSA 检查。

三、脾破裂介入治疗的适应证及禁忌证

（一）适应证

1. 脾带大血管未损伤，脾无广泛的粉碎性损伤，脾或相当部分的脾块保持完整性且血运良好，可以保留。

2. 脾本身无原发病变。

3. 没有严重腹腔脏器损伤及腹腔感染。

4. 全身情况良好，生命指征稳定。

（二）禁忌证

1. 腹部多发伤中的肠破裂、胰腺损伤、血管损伤、膀胱损伤以及意识不清、重度休克等均不适宜介入治疗。

2. 严重休克经抗休克治疗而无效。

3. Gall 和 Scheele 分级 IV 级伴有活动性大出血并已构成生命威胁。

四、术前护理

（一）生命体征监测

每 15～30 分钟监测血压、脉搏、呼吸、体温变化并记录。

1. 血压与脉压　失血量大，休克时收缩压常＜90mmHg，脉压＜20mmHg。

2. 脉搏　随着出血量增加，休克早期脉率增快，继续出血休克加重时脉细弱，甚至摸不到。

3. 呼吸　注意呼吸次数及节律，休克加重时，患者的呼吸可出现浅而促、不规则。以胸式呼吸为主，腹式呼吸消失或减弱。

4. 体温　大多偏低。

（二）病情观察

1. 观察尿量　导尿，并记录每小时尿量，如果＜25ml/h，表明血容量不足。

2. 观察腹部症状及体征　腹痛，腹痛部位常是内脏创伤的部位，严密观察左上腹的疼痛性质、压痛、反跳痛、肌紧张程度，随着出血量增多，腹胀呈进行性加重，并可叩出移动性浊音。

3. 密切注意意识状况及皮肤温度、色泽　若患者面色苍白，皮肤湿冷，烦躁或对周围事物漠不关心，提示出血量大，需立即行剖腹探查术。

（三）术前准备

1. 迅速建立两条静脉输液通道　选择大血管，置静脉留置针，休克早期失血量尚少，血管充盈度尚好，立即行中心静脉插管。

2. 快速补液　先快速输入平衡液、生理盐水、葡萄糖溶液1500～2000ml，以增加回心血量和每搏输出量，再积极配血，尽量输入全血，以纠正休克，但应注意预防肺水肿及心功能衰竭。

3. 记录出入量　紧急抢救过程中,专人准确记录输入液体量,作为后续治疗的依据。

4. 氧气吸入　鼻导管吸氧 6 ~ 8L/min 的流量,改善因失血引起的缺氧症状。

(四)术前常规护理

1. 备皮范围同肝破裂的备皮范围。

2. 取静脉血查血常规、交叉配血、血细胞比容、止凝血筛选试验、电解质、肾功能等。

3. 做好碘试敏试验及药敏试验,保证术中、术后安全、合理用药。

4. 必要时做好各管道安置,胃管应选择管腔较粗的,保证术后的通畅。50 岁以上的男性患者,尿管可选用前列腺气囊尿管。

5. 意识清楚者,做好术前宣教工作,消除其紧张、恐惧心理。意识不清者,做好其家属的思想工作,使手术尽早进行。

6. 取卧位,休克患者原则上不宜搬动,头及躯干抬高 20° ~ 30° 、下肢抬高 15° ~ 20° ,及时清除呼吸道分泌物,保持呼吸道通畅。

五、术中配合

(一)麻醉及手术体位

局部麻醉、取仰卧位。

(二)常用器材和物品

1. 脾破裂患者介入治疗手术包　小治疗巾、中单、大单、小药杯、弯盘、持物钳、手套、大号塑料盆、塑料碗、刀柄、刀片、纱布及手术衣。

2. 脾破裂介入治疗使用的器材及药品　18G 穿刺针、超滑导丝、脾动脉噪音导管、造影连接管、明胶海绵、动脉鞘、庆大霉素、对比剂、利多卡因、三通开关、生理盐水、5ml 注射器、

20ml注射器及肝素。

(三)肺动脉选择性插管造影

1. **导管选择** 同腹腔动脉、肝动脉造影导管,尽管有RS导管(脾管),但由于患者肺动脉常常明显增粗向右扭曲,为此肝动脉导管常能做脾动脉造影。

2. **选择性插管** RS导管成形后,头端朝前钩住腹腔动脉后,向左侧稍做旋转下拉即可进入脾动脉。

3. **造影** 同肝动脉造影类似。正确使用导丝常能完成选择性插管,将导丝要尽量进到深处,进导管时导丝要固定。造影时应根据脾动脉粗细决定对比剂的速率及剂量,对比剂注射速率为4~6ml/s,总剂量为30~45ml;DSA图像采集时间为20秒左右。

(四)手术步骤及护理配合流程脾破裂介入治疗术流程

1. 常规消毒双侧腹股沟上至脐部,下至大腿中部。护士配合连接心电监护仪,除颤仪呈备用状态,协助铺无菌手术单,同时做好心理护理。同时,辅助医生穿好手术衣。

2. 腹股沟动脉搏动处沿皮纹方向将皮肤挑开2cm。护士递止血钳进行皮肤及皮下组织的钝性分离,并用纱布垫拭血。

3. 采用Seldinger法常规经股动脉穿刺插管。护士递动脉鞘、导丝、造影导管、三通开关、肝素盐水等。

4. 股动脉穿刺置入鞘管成功后,注入肝素,通过鞘管将插入导丝的造影导管送至腹腔干,拔出导丝,造影确认,连接高压注射器进行造影。护士准备造影导管,明胶海绵,辅助医生将明胶海绵剪成2mm^{3}大小,以备栓塞使用。同时,准备好庆大霉素盐水。

5. 造影找到脾破裂的出血血管,将明胶海绵颗粒混于庆大霉素盐水中,注入出血动脉进行栓塞。栓塞后再次行造影确认无对比剂溢出血管。造影完毕后,撤出导丝及导引导管,局部压迫止血,包扎穿刺部位。护士协助包扎伤口,护送患者至病房。

6. 患者返回病房。

六、术后护理

(一)环境护理

术后应将患者安置在安静、舒适的环境中,保证其充足的休息和睡眠,有利于早日康复。

(二)体位选择

根据手术麻醉方式选择卧位,全麻未清醒者,取平卧位,头偏向一侧,避免口鼻腔分泌物或呕吐物误入呼吸道;麻醉清醒者,取低半坐卧位,既可降低腹壁张力,减轻切口疼痛,又有利于呼吸;椎管内麻醉者,平卧6~8小时,以防因脑脊液外渗致头痛。

(三)生命体征观察

1. 血压 每15~30分钟测1次,注意脉压差变化,观察有无内出血存在,病情稳定后改为每1~2小时测1次,并记录。

2. 体温 术后24小时内,测体温每4小时1次,以后每6小时1次,直至体温正常后改为2次/天。

3. 脉搏 注意脉搏的强弱、快慢,当循环容量不足时,脉搏可增快、细弱。

4. 呼吸 观察呼吸的节律及快慢,若出现呼吸急促或呼吸困难时,应及时清除呼吸道分泌物,氧气吸入3~5L/min,并检查腹带的松紧度进行适当调整。

(四)做好各种管道护理

1. 胃管 及时挤捏并用生理盐水冲洗、保持胃管通畅,观察并记录引流量、性状。因术前未行禁食和常规胃肠道准备工作,所以,术后保持其胃管通畅对减轻腹胀、切口愈合至关重要。

2. 尿管 消毒尿道口,2次/天,夹闭尿管,定时开放引流,并记录每小时尿量,更好地掌握休克改善情况。

（五）其他

1. 弹力胶带加压包扎,避免因咳嗽、用力屏气时引起穿刺点出血。注意穿刺点渗血、渗液、敷料固定及局部红、肿、热、痛等情况,以防穿刺点感染。

2. 准确及时执行医嘱,给予抗生素及补液治疗,并根据血压及尿量等调节补液速度,必要时抽取血标本检查,保持水、电解质平衡。

3. 应注意保暖,采取加盖棉被、毛毯等措施,切忌应用热水袋、热水瓶等进行体表加温,以防烫伤及皮肤血管扩张,引起重要器官的血流减少,加重缺氧。

4. 镇痛　术后 24 小时内疼痛最为剧烈,当麻醉药物作用消失后患者可出现疼痛,有条件的患者术后可使用镇痛泵;术后患者常需使用镇痛药哌替啶 50~100mg 肌内注射,必要时可重复使用,以减轻患者不必要的痛苦。定期做好疼痛评估。

七、健康指导

（一）做好心理护理

此类患者均由外伤所致,精神上所受打击较大,紧张、焦虑、恐惧的心理表现突出,针对此类心理特点,在患者面前表现出自信、平静,以提高其安全感,应向患者做好认真细致的解释工作,重点讲明介入栓塞治疗的优点及成功范例,使患者正确认识疾病的发展过程同时,要做到各种护理技术操作熟练而准确,取得患者的信任,使其主动配合治疗和护理。

（二）饮食护理

创伤可导致严重的负氮平衡,加之失血,可引起患者机体水、电解质及酸碱平衡紊乱,在补液输血的基础上应给予高蛋白、高热量、高维生素、易消化食物,以加强营养,增强机体抵抗力。急性期禁食,病情稳定后可由半流食过渡到软食、普食。

由于活动减少，肠蠕动减慢，而易致便秘，为防止因用力排便而导致的再出血，应鼓励患者多饮水、多吃水果及富含纤维素食物，必要时人工通便，但慎用大剂量清洁液灌肠。

（三）做好基础护理禁食、胃肠减压期间应做好口腔护理，指导患者正确的咳嗽、咳痰，以防肺炎的发生，长期卧床者应协助患者翻身，防止压疮发生。

（四）休息与出院

指导绝对卧床休息 24 小时，1 个月内禁止剧烈活动或强体力劳动，定期 B 超检查，以防脾出血发生。出院后，如出现左上腹胀痛或左上腹胀痛较前加重，或有头晕、心慌、气短等表现，要立即再次入院就诊。

虽然介入栓塞治疗脾破裂风险性较小，但是在护理过程中对护士的专业水平和责任心要求较高，护士必须掌握观察内容和监测指标，及时准确地做好记录，及时准确地将病情变化和监测结果反馈给医生，及时调整治疗措施，促进治愈。应熟练掌握脾破裂介入治疗适应证，在严密监护治疗过程中做好随时急诊介入术的准备，确保患者的安全。

（陈丽丽）